Dr. med. Ruediger Dahlke

JETZT EINFACH FASTEN!

Mit Rezepten von Dorothea Neumayr

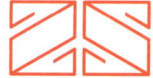

Inhalt

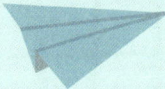

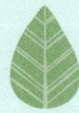

Vorwort

Essen und Nichtessen beziehungsweise Fasten sind Gegensätze, Ausdruck der Polarität in unserer Welt der Gegensätze. Fasten ist die bewusste und oft ritualisierte Form des Nichtessens. Erzwungenes oder verordnetes Nichtessen geht rasch in Hungern, Leid und Elend über. Bewusstes freiwilliges Fasten verschafft in jeder Hinsicht Erleichterung und entwickelt sich zum echten Trend. Vor allem **Kurzzeitfastenformen** oder **Intervallfasten,** wie es auch genannt wird, scheint für viele Menschen die optimale Möglichkeit darzustellen, sich dem Fasten als **bereichernde Lebenstechnik** zu nähern. In diesem Buch stelle ich Ihnen 10 Kurzzeitfastenkuren und zahlreiche Varianten für jedes Fastenbedürfnis vor.

Meine Fastenerfahrungen

Persönlich habe ich das Fasten über die Meditation kennengelernt und erfahren, wie es nicht nur mich immer wieder erleichtert, sondern auch die Meditationen, indem es sie vertieft und sie noch stiller werden lässt. Warum ist das so? Der Volksmund weiß, Essen und Trinken hält Leib und Seele zusammen. Fasten erlaubt der Seele, sich im Körper wahrzunehmen, ihn als ihr Haus zu erkennen und schätzen zu lernen. Seit ich mit elf Jahren begonnen habe zu meditieren und mit 18 zu fasten, sind beide Lebenstechniken für mich miteinander verbunden. Einer meiner Lieblingskurse ist Fasten – Schweigen – Meditieren (siehe Anhang ab Seite 124). Bewusstes Fasten bringt etwas Meditatives in mein und wohl jedes Leben. Durch die lange persönliche Fastenerfahrung habe ich alle möglichen Arten des Essensverzichts erprobt, vom eintägigen bis zum 40-tägigen. In diesem Buch wird es nun um verschiedene Einstiege, Kurzformen und Teilfastenmethoden gehen, die ebenfalls alle unser Leben erleichtern, fördern und bereichern können. Dass sie das tun, dafür stehe ich mit meiner Erfahrung, aber vor allem steht eine uralte Tradition dahinter. Sie stellt einen Gegenpol zu jenen häufigen Diät- und Wenig-essen-Phasen dar, die unter dem

Druck von Figuridealen, aber auch, um die Volksepidemie Übergewicht einzudämmen, gang und gäbe sind. Unser Ziel hier hingegen wird sein, Wege und **Einstiege in ein nachhaltig leichteres, freieres und reicheres Leben** zu finden mit einfachen Essensregeln, die sich im folgenden Vierzeiler spiegeln:

> »NICHTS, WENN ES NICHTS GUTES GIBT.
> WENIG, WENN ES NUR WENIG GUTES GIBT.
> MODERAT, WENN ES GENUG GUTES GIBT.
> VIEL NUR, WENN ICH VIEL VERBRENNE.«

Endlich frei und unbeschwert

Das Ziel soll sein, beim Essen, das einerseits ein lebensnotwendiges Vitalbedürfnis ist und andererseits sogar süchtig machen kann, frei und unabhängig zu werden – zuerst vom Akt des Essens selbst und dann darüber hinaus in anderen Lebensbereichen.

Das Ziel für das Fasten soll sein, verschiedenste Einstiege in unterschiedlichen Zeitintervallen und mit verschiedenen flüssigen und Frischkostbeigaben kennenzulernen, sie auszuprobieren, **den besten Weg für sich selbst** zu finden und ihm zu folgen.

Auf dem Weg dahin wünsche ich Ihnen alles Gute!

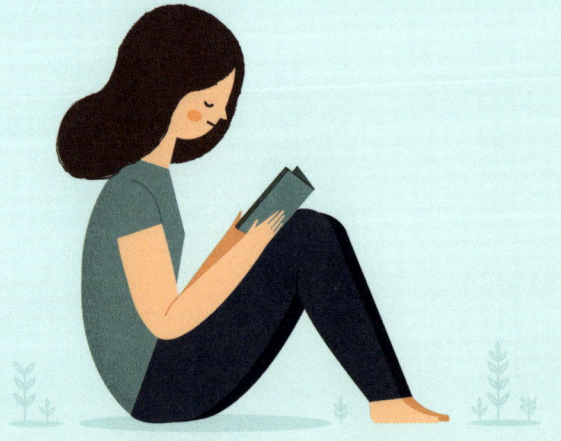

Kapitel 1

FASTEN-
EINSTIEGE

Eine kurze Geschichte des Fastens

Die Geschichte des Fastens ist so alt wie die der Menschen und ihres Hunger(n)s. Vielleicht war Fasten in der ersten paradiesischen Zeit noch überflüssig – an der Wiege der Menschheit im tropischen Afrika mit seinem ganzjährigen Überfluss an Früchten und Pflanzen. Darauf dürften sich die mythischen Geschichten vom Paradiesgarten und **Garten Eden** beziehen, aber auch profanere vom sagenhaften Eldorado oder goldenen Land, vom Schlaraffenland, in dem Milch und Honig in Strömen flossen.

Wie alles begann

Sobald sich Menschen auf den Weg in andere Teile der Welt machten - wahrscheinlich wegen größer werdender Sippen und daraus resultierenden Revierkämpfen –, kam durch andere Klimazonen und eine sich saisonal verändernde Vegetation die Erfahrung des Hunger(n)s zustande. Ihrer jeweiligen Art entsprechend, gingen die Urmenschen wahrscheinlich unterschiedlich damit um. Die einen hungerten und litten, die anderen machten ein **Ritual bewussten Verzichts** daraus und lernten zu fasten.

Später bedienten sich die Religionen letzterer Haltung, und Fasten wurde zu einem Bestandteil spirituellen Lebens in allen großen Traditionen. Schon hier verband sich der bewusste Essensverzicht mit der Idee, **Körper, Geist und Seele zu reinigen und so zu fördern,** dass man sich auf innere Entwicklungswege begeben und für Lebenskunst und Philosophie öffnen konnte.

Über Jahrtausende hatte Fasten diese Urbedeutung beziehungsweise verlor mit der nachlassenden Kraft der Religionen auch die seine und wurde bis zur Bedeutungs- und Sinnlosigkeit reformiert. Typisch dafür ist im Christentum die Beschränkung der 40-tägigen Fastenzeit von Aschermittwoch bis Ostersonntag auf die Klöster. Mönche erfanden dann 1054 das Klosterbier, um wenigstens, wenn schon nicht essen, gut trinken zu können. Als dieses zum Allgemeingut wurde, kam in den Klöstern das Fasten- oder Starkbier auf, namens Salvator. Der Heiland floss nun also aus dem Bierfass. So beflügelt, entwickelte man in Ländern mit viel Milchvieh und Getreideanbau wie Bayern und Österreich hochkalorische Fasten(mehl)speisen. Schließlich wurde das Fasten auf den Verzicht von Fleisch beschränkt, dafür gab es Fisch. Am Ende galt alles als Fisch, was schwamm, und die Mönche aßen die Biber auf, was in Bayern deren vorläufiges Ende besiegelte.

Heute wird am Karfreitag statt eines fetten Schweinebratens ein ebensolcher Karpfen gegessen und als Fastenspeise deklariert. Man kann an diesem Beispiel der Wertschätzung echten Fastens den Entwicklungsstand einer Religion ablesen. Die leckeren Fastenspeisen buddhistischer Mönche in Japan oder Indien zeigen übrigens einen ähnlichen Verrat alter Ideale.

Fasten als Heilmethode

Erst in der Neuzeit erlebte Fasten eine Renaissance, und zwar in der Medizin durch Otto Buchinger, der früh die Heilkraft des Fastens erkannte. Die Tradition seiner Fastenmethode wird heute durch die eigene Familie in den Buchinger-Kliniken fortgeführt. Weitere engagierte Fastenärzte waren Hellmut Lützner und Heinz Fahrner. Sie wurden wie ihre **Heilfastentherapien** von der Schulmedizin erst ignoriert und später belächelt. Zu meiner Zeit, als das Fasten schon mehr Anhänger fand und mit der Zeit richtig populär wurde, kam es vonseiten der Schulmedizin zu richtigen Kampfmaßnahmen, die mich an Mahatma Gandhi erinnerten, der sagte: „Zuerst wirst du ignoriert, dann lächerlich gemacht, schließlich bekämpft und dann hast du gewonnen."

Heute hat das ursprüngliche Fasten gesiegt, ist ausgesprochen populär und inzwischen von Teilen der amerikanischen Schulmedizin auch anerkannt. Dem italo-amerikanischen Biologen Dr. Valter Longo ist der wissenschaftliche Nachweis gelungen, dass der zeitweise Verzicht auf Essen gesunde Zellen stärkt und kranke – wie bei Krebs – schwächt. Seitdem wird das zeitweise Fasten, auch Intervallfasten genannt, sogar bei Krebs und Chemotherapie empfohlen. Der französische Film Fasten und Heilen des Senders Arte offenbarte nicht nur das, sondern auch den erfolgreichen Einsatz der Fastentherapie bei psychiatrischen Krankheitsbildern in Russland.

Heute ist Fasten endlich dabei, im Mainstream und damit im ganz normalen Alltag anzukommen. **Wenig ist einfacher als nicht essen,** es braucht nur deutlich mehr Bewusstheit.

Test: Welcher Fasten- und Esstyp bin ich?

Mit einem kleinen Selbsttest gleich zu Beginn können Sie herausfinden, welche Rolle Essen (und Hungern) in Ihrem Leben spielt. Deshalb ein paar Fragen, die Sie sich selbst – ehrlich – stellen und beantworten sollten. Im Anschluss gehe ich darauf ein, was die Antworten über Sie und Ihr Essverhalten aussagen und welche Art des Fastens Ihnen gut bekommen könnte.

1.

a) Wie wichtig ist mir Essen? Beziehungsweise was ist mir daran so wichtig und was im Leben noch wichtiger?

....

....

b) Meine Beziehung zu Partner, Kindern, Tieren?

....

....

c) Meine Arbeit, mein Hobby?

....

....

	TRIFFT VOLL ZU	TRIFFT EHER ZU	TRIFFT EHER NICHT ZU	TRIFFT NICHT ZU
2. Was bedeutet Essen für mich? Ist es das Wichtigste?	●	●	●	●
3. Ist es das Schönste?	●	●	●	●
4. Das Angenehmste?	●	●	●	●
5. Beruhigt es meine Nerven besser als anderes?	●	●	●	●
6. Gibt es mir Sicherheit und ein dickes Fell im übertragenen Sinn? Und konkret?	●	●	●	●
7. Ist es für mich eine Belohnung? Und für was?	●	●	●	●
8. Ist es Kompensation eines Liebesdefizits (mit dem Ergebnis Kummerspeck)?	●	●	●	●
9. Geht bei mir die Liebe durch den Magen?	●	●	●	●
10. Ist es mein Ritual, um den Tag zu beginnen? Und abzuschließen?	●	●	●	●
11. Soll es mich nähren und mich sättigen?	●	●	●	●

12. Was ist es sonst noch?

....

....

Auswertung

Wenn Sie alle Fragen bis auf die beiden letzten mit Ja beantwortet haben, können Sie davon ausgehen, dass Sie Essen mit Bedeutung überfrachten. Sehen wir uns die Fragen im Einzelnen an, so kommen Sie sich selbst und Ihrem Essverhalten näher. Das macht es viel leichter, die richtige Fastenform zu finden.

Zu 1. War Ihnen das Essen bisher wichtiger als Beziehung und Beruf(ung), gilt es schleunigst und vorrangig, nicht das Essen selbst, sondern das Leben zu ändern und für Beziehung und Beruf(ung) zu sorgen.

Zu 2. Mit dieser Poleposition ist Essen heillos überfrachtet. Dazu kann Intervallfasten allein auch in der Regel kein Gegenwicht bieten.

Zu 3. Kurze oder auch längere Essenspausen im Sinne von Fasten können den Genuss noch steigern helfen.

Zu 4. Ist es das Angenehmste, so sind sehr angenehme Alternativen zu finden. Hier empfehlen sich auch beim Fasten Varianten, in denen aufs Angenehmste genossen werden darf, wie etwa sehr leckere Smoothies (siehe Seite 40).

Zu 5. Ist Essen der Nervenberuhiger par excellence, so gilt es Alternativen in Form von Meditation, Entspannungsübungen und dergleichen zu finden. Fasten ist hier in Form von kurzen Intervallen zu empfehlen.

Zu 6. Hier ist mehr Sicherheit und Schutz im Leben anzustreben und für Geborgenheit stiftende Essensrituale zu sorgen. Ein Mahlzeitenrhythmus und Gesellschaft mögen hier hilfreich sein.

Zu 7. Es gilt, andere wesentlichere Belohnungen anzustreben und für wertvolles pflanzlich-vollwertiges Essen zu sorgen. Doch auch in diesem Fall ist es wichtig, das Essen als Essen zu behandeln und nicht als Ersatz für fehlende Anerkennung.

Zu 8. Hier geht es vorrangig um Offenheit für eine erfüllendere denn füllende Liebe und für liebevoll zubereitetes Essen. Mehrstündige Fastenzeiten zwischen den Mahlzeiten helfen dabei, wieder eine gesunde Einstellung zum Essen zu bekommen.

Zu 9. Geht die Liebe durch den Magen, sind andere entwickeltere Wege für sie zu finden. Hier kann Meditation dabei helfen, sich über Liebesbedürfnisse klar zu werden und diese in Liebe zu sich selbst zu finden.

Zu 10. Denn Fasten lässt sich wunderbar in den verschiedensten Formen und Zeitabschnitten ritualisieren und dies nach Bedarf, auch ohne Hungergefühle entwickeln.

Zu 11. Alles bestens, das alles soll Essen auch. Obendrein kann es sogar noch heilen, sofern Sie sich für eine frische, vollwertige Ernährungsweise entscheiden (siehe hierzu auch Literaturtipps im Anhang ab Seite 124). Fasteneinstiege und -pausen können zudem helfen, den Stoffwechsel auszubalancieren und ein gesundes Hunger- und Sättigungsgefühl zu entwickeln.

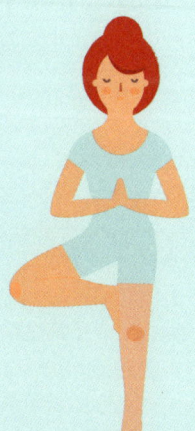

Zu 12. Hier gilt es ganz einfach, entsprechende Alternativen und Antworten zu finden.

Was machen Fastenzeiten mit mir?

In Tierversuchen, die ich ablehne, aber trotzdem zur Kenntnis nehmen muss, ließ sich zeigen, wie sehr Nahrungsentzug die Widerstandskraft gesunder Zellen stärkt und wie sehr es kranken, selbst Krebszellen zusetzt. Einer der Gründe dürfte darin liegen, dass der Organismus in den Jahrmillionen der Evolution gelernt hat, sich an Hungerperioden anzupassen und sie zur Regeneration zu nutzen. Selbst die Schulmedizin legt heute Schwerstverletzte in ein künstliches Koma in der Hoffnung, die Selbstheilungskräfte mögen überwiegen. Während des Winterschlafs, wenn Tiere wie Hamster, Schildkröten, Igel oder Bären selbstverständlich nichts (fr)essen, sind sie völlig gefeit gegen Keime, die ihnen im essenden Wachzustand sehr gefährlich werden.

Beim Fasten fällt der Organismus zwar nicht in Winterschlaf, fährt aber auf natürlichem Wege seine Aktivitäten weitestgehend herunter und nutzt die Gelegenheit, sein **Regenerationspotenzial** voll auszuschöpfen. Je länger das Fasten dauert, desto ausgeprägter ist diese Chance – wobei auch schon kurze Fastenzeiten wie die auf den folgenden Seiten angesprochenen Programme beeindruckende Ergebnisse bringen können.

Einfach mal Pause machen ...

Außerdem nutzt der Organismus Phasen des Nichtessens, um seinen Stoffwechsel und sonstige Wege zu ökonomisieren. Wir kennen das heute auch vom Computer. Nach längeren Phasen der Nutzung wird das Gerät langsamer und schließlich geradezu träge, irgendwie vermüllt die Festplatte mit der Zeit und wird aufreizend schwerfällig und nervend. Von außen ist dabei gar nichts zu bemerken, aber die inneren Abläufe sind seltsam behindert, und das System neigt zu seiner eigenen Art von Nervenzusammenbrüchen, den Abstürzen. Spätestens jetzt empfiehlt es sich, selbst in so technisch-elektronischen Gefilden für neuerliche Systematisierung zur Effizienzsteigerung zu sorgen.

Das gilt auf vielen Ebenen. Überlasten wir Computer akut, stürzen sie ebenfalls ab oder fahren auf den sogenannten unterstützten Modus zurück, der nur noch auf die Nerven geht, mit langsamer, reaktionsschwacher Trägheit. Besser fahren wir dann das System ganz herunter und erlauben ihm und uns einen **Neuanfang oder -start.** Und siehe da, hier liegt meist schon die Lösung. Wird so etwas öfter notwendig, empfiehlt sich die zuvor angedeutete General-revision beziehungsweise -regeneration.

... und sich entspannen

Ganz offensichtlich brauchen auch wir beziehungsweise unser System ab und an eine **kurze Ruhephase,** die wir uns in Gestalt eines Mittagsschlafs oder Powernaps gönnen, einer Tiefenentspannung oder Meditation. Danach geht es wieder; die Systeme fahren erneut hoch und laufen zu altbewährter Form auf. Manchmal brauchen wir aber auch ein ganzes Wochenende wirkliche Re-generationspause und hin und wieder eine Woche oder einen Monat. Fasten ist hier das Mittel der ersten Wahl. Es kann manchmal schon reichen, einfach eine Mahlzeit auszulassen und stattdessen eine Tiefenentspannung etwa in Form einer Meditation zu genießen. Oft ist aber auch ein ganzer Entlastungs-tag oder sogar ein entsprechendes Wochenende notwendig, und ein oder besser zweimal im Jahr empfiehlt sich eine Fastenwoche oder zwei als Früh-jahrs- und Herbstkur.

Das Leben bereichern

Fatal wird es, wenn wir uns auf Dauer nur Regenerationszeiten in Form von Essen einräumen und obendrein dabei noch falsch, im Sinne von gefährlich und schädlich, essen. So rutschen immer mehr Menschen in Seeleninfarkte wie Depressionen, Burn- und Bore-out oder ins Übergewicht. All diese Zu- beziehungsweise Missstände erschweren uns das Leben buchstäblich. Unser Ziel ist es im Gegenteil, **dem Körper sein Dasein zu erleichtern** und unser Leben zu bereichern.

Verschnaufpause für den Körper

Konkret wird Fasten den Fluss des Blutes erleichtern und ihn bei ausreichen-dem Trinken auch verflüssigen, was den Strom der **Lebensenergie** in Gang

TIPP

KURZZEITFASTEN GEHT EINFACH

Ideal ist es, dem Organismus täglich kleine Fastenzeiten zu gönnen, das heißt, zwischen den Mahlzeiten nichts zu sich zu nehmen als frisches, gutes Wasser (siehe hierzu auch Seite 33). Ideal sind vier bis fünf Stunden Essenspause. Die längste und konsequente Fastenzeit während des Tages sollte die Nacht sein, damit das Frühstück seinen englischen Namen Break-fast wirklich verdient: Fasten-brechen. Wie wichtig das auch aus biochemischer Sicht ist und wie viel glückliche Erleichterung es uns verschafft, wird noch zu klären sein. Wer Mahlzeiten wie Frühstück oder Abendessen immer mal wieder entfallen lässt, verlängert die Erholungsphase des Körpers beträchtlich.

bringt und hält. Es bietet der Leber, dem Organ der Entgiftung, trotz deren Mehrarbeit während des Fastens, Regeneration wie keine andere Maßnahme. Auch wenn die Leber das an ihren (Betriebs-)Werten besonders deutlich macht, wird letztlich jedes Organ von diesen Regenerationsmöglichkeiten positiv beeinflusst. Auch alle Kurzzeitfasteneinstiege gewähren dem Körper eine Art Verschnaufpause und sind insofern regelrechte Wohltaten – ähnlich wie für die Seele.

Die Seele entlasten

Körper und Seele gehen natürlich sowieso immer parallel und insofern nutzt der Seele, was dem Körper hilft. Ende der Siebzigerjahre, als wir die Schatten-(Psycho-)Therapie auf einen neuen Stand brachten, merkten wir, wie ungleich schwerer sich an Verstopfung leidende Patienten in der Therapie taten, ihre **Schatteninhalte loszulassen.** Kaum brachten wir wieder Bewegung in die körperliche Unterwelt des Dickdarms, ging es auch im seelischen Schattenreich deutlich voran. Da jedes längere Fasten dieses Potenzial hat, geht damit auch immer ein **Loslassprozess** in der Schattenwelt einher. Fasten wird damit auch zu einer eigenen Psychotherapie.

Fasten als Weichenstellung

Ganz ähnlich wie der Körper beim Fasten in all seinen Organbereichen Entlastung erfährt, geschieht es auch auf seelischer Ebene. Eine Verschnauf- und Erholungsphase des Körpers wird – entsprechende Bewusstheit vorausgesetzt – zu einer ebensolchen der Seele. Es ist ein Phänomen, wie sehr die körperliche Entgiftung und Entschlackung auch die Seele miteinbeziehen. So häufig habe ich schon bei zu Fastenkursen angereisten Gästen miterleben dürfen, wie sich seelischer Druck mit dem Loslassen von Stau und Druck im Körper in Wohlgefallen auflöste. Ob es sich dabei um gestaute Wut oder Zorn handelt oder auch positive Gefühle wie nicht ausgedrückte Zuneigung und Liebe – Fasten bahnt seelischen Energien auf seine sanfte Art Wege und erlaubt Emotionen, sich einzuordnen und ihren Platz im Haus der Seele zu finden oder sich auch zu verabschieden. Loslassen wird somit zu einem wesentlichen Aspekt des Fastens.

Fasten und Spiritualität

Fasten erlaubt der Seele zu erkennen, dass sie nicht der Körper ist, sondern einen Körper hat. Dadurch ist dieses – auch kurzzeitige – Erleben von Bedürfnislosigkeit ideal, um einen auf seinen Seelenweg zu bringen. Fasten reinigt den Körper auf so vielen Ebenen, von den physischen Blutgefäßen bis zu den Meridianen, den unsichtbaren und weniger materiellen Gefäßen im Körper, die wir aus der Traditionellen Chinesischen Medizin kennen, und den Nadis, den Energieleitbahnen, bekannt aus Yoga und Ayurveda, sowie den Energiezentren der Chakren, die die feinstofflicheren Energieflüsse lenken. So ist Fasten auch eine wundervolle Unterstützung bei spirituellen Exerzitien und Meditationen, ja allen Annäherungen an die Einheit bis hin zu Gesprächen mit Gott. Das ist wohl auch der Grund, warum alle großen Religionen darauf schwören – jedenfalls solange sie Interesse daran haben, ihren Anhängern zu wirklichen Erfahrungen der Einheit zu verhelfen. Fasten unterstützt auch das Schweigen und Meditieren sehr. Die Idee dahinter ist von dem großen Philosophen und Mystiker des Mittelalters, Meister Eckhart, vorgegeben. Der sagt: „Ich sitze auf einem Stein und schweige und horche, was Gott in mir spreche." Dies tut er entsprechend der Erfahrung, dass Gottes Stimme in der Stille am besten zu hören ist. Fasten stellt Körper und Seele ruhig und ermöglicht und fördert so spirituelles Erleben.

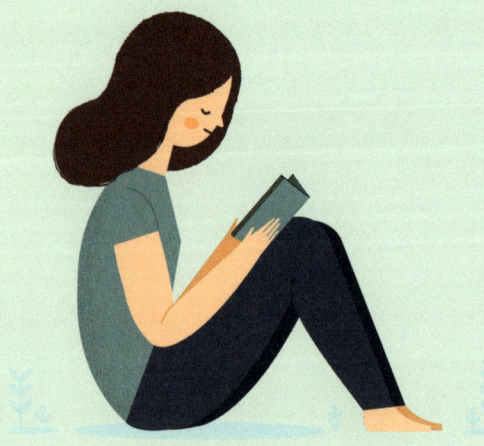

Kapitel 2

FASTEN–ZIELE

Mehr als ein Plus für die Gesundheit

Dem Körper können wir kaum etwas Besseres tun, als ihn in der Ruhe des Fastens regenerieren zu lassen. Es nutzt jedem Organ, Gewebe und allen Zellen, indem es die gesunden fördert und die kranken zur sogenannten Apoptose herausfordert, dem programmierten Zellselbstmord. Ein Organismus, dessen alte und kranke Zellen dieser selbstlosen Aufgabe nicht mehr nachkommen können, befindet sich schon im Übergang zur Krebserkrankung. Bei bereits wachsendem Krebs ist dieser Egotrip der Zellen, sich nicht mehr aufzugeben, wenn ihre Zeit gekommen ist, eines der Hauptprobleme.

Vielseitige Heilerfolge

Eine verfettete und vergrößerte und von der Entgiftung überforderte **Leber** schrumpft sich ebenso gesund wie ein verfettetes **Herz,** die **Nieren** können bei reichlicher Flüssigkeitszufuhr entspannen, die **Haut** kann ihre Grenze neu bestimmen und alte Themen herausarbeiten.

Nicht selten kann man als Fastenarzt erleben, wie eine Hautkrankheit wie etwa Neurodermitis, die mit Kortisonbehandlung unterdrückt und zu Asthma geworden ist, auf dem umgekehrten Weg wieder verschwindet. Beim Fasten bessert sich dann das Asthma, und die Hauterscheinung kommt nochmals für kurze Zeit zurück. Wird sie nicht neuerlich unterdrückt, sondern darf sich über die Haut ausdrücken und geradezu aufblühen – die Schulmedizin spricht hier von Effloreszenzen, Erblühungen –, vergeht sie mit der Zeit über diesen Weg. Ideal wäre es, hier mit klassischer Homöopathie nachzuhelfen.

Auch die **Knochen** passen sich der Situation an, und der Druck lässt auf allen Ebenen nach. Das wird dem Hochdruckpatienten von Anfang an helfen, die Niederdruckpatientin aber noch tiefer in ihr Thema bringen, das in der Anerkennung der weiblichen Seelenhälfte, der Anima, liegt. Auch wenn ein geringfügig sinkender Druck es ihr anfangs nicht gerade leichter macht, wird gerade sie profitieren durch Aussöhnung mit diesem archetypisch weiblichen Thema der Anpassung und des Findens ihres Rhythmus.

Auch das **Gehirn** kann wundervoll regenerieren, stellt der Organismus doch auf Fettstoffwechsel um, das heißt, er lebt von den eigenen Fettreserven. Diese Stoffwechsellage, die wir jede Nacht im Schlaf üben können und sollten, wird das Gehirn, das zu mehr als 70 Prozent aus Fett besteht, zugleich entlasten und auf eine Art nähren, die ihm sehr bekommt und zudem noch eine Alzheimer-Vorbeugung darstellt. Man nennt sie ketogen, wobei der Stoffwechsel mehr freie Fettsäuren als Glukose (Traubenzucker) aus Kohlenhydraten (Zucker und Stärke) verbrennt. Letzteres ist der Lieblingstreibstoff des Körpers, da er schnell verarbeitet werden kann. Im ketogenen Zustand muss er sich mehr mühen, verbrennt dafür aber überflüssige (Fett-)Reserven.

Tatsächlich ist Fasten die ideale allgemeine körperliche **Vorbeugungsmaßnahme.** Das spüren Fastende natürlich erst im Anschluss, wenn sie „vergeblich" auf die jährliche Grippe warten, mit der Zeit ihre schon gewohnte Mandelentzündung verlieren oder der Heuschnupfen – von Jahr zu Jahr – länger auf sich warten lässt, um schließlich ganz auszubleiben.

Detox-Programm vom Besten und Feinsten

Die enorme Vorbeugungspotenz des Fastens liegt wahrscheinlich an seiner nachhaltigen Detox-Wirkung. Wie schon einleitend erwähnt, ist mir und anderen naturheilkundlich arbeitenden Kollegen bisher noch kein besseres Entgiftungsprogramm untergekommen. Der modernen Schulmedizin mit ihren männlichen Machertendenzen ist das suspekt, weil es ganz in der Regie des „inneren Arztes" oder Archeus, wie der Arzt und Philosoph Paracelsus ihn nannte, geschieht. Wenn ein Schulmediziner sagt, da ist nichts (mehr) zu machen, hält er das in der Regel und in seiner oft grandiosen Selbstüberschätzung für ein Todesurteil. Dabei kann ein Mediziner in Wirklichkeit gar nicht so viel machen, wie er glaubt. Ständig ist auch er auf die Mitarbeit dieses „inneren Arztes" angewiesen.

Kehren wir zurück zum Bild des Körperhauses, das, in umgekehrter Reihenfolge wie seine Speicher ursprünglich vollgeräumt wurden, nun fastend entrümpelt wird. Dies kann nur in der richtigen Reihenfolge geschehen: Später eingelagerte Schlacken blockieren früher deponierte. Insofern ist natürlich der beste Detox-Spezialist im Haus der „innere Arzt", der hier wie kein anderer Bescheid weiß und alle Zeit der Welt für uns hat.

Die isopathische Apotheke

Obendrein hat dieser „innere Arzt" das gesamte **Bindegewebe** mit all seinen Speicherräumen auch als eine Art homöopathische oder besser isopathische Apotheke zu seiner freien Verfügung. Die Isopathie leitet sich von der Homöopathie ab, allerdings werden hier Krankheitserreger selbst zu Heilmitteln verarbeitet. Woran immer der Organismus schon gekrankt haben mag, es muss Spuren im Bindegewebe hinterlassen haben. Diese werden dem „inneren Arzt" beim Fasten nun zur Medizin. Insofern hat er nicht nur die wirksamste, sondern auch die sanfteste Detox-Behandlung zur Hand und beginnt offenbar sein heilsames Werk, sobald wir den Organismus entlasten und er sich auf Selbstversorgung und ketogenen Stoffwechsel umstellen kann.

Seine Detox-Methode ist dabei einerseits allgemein und unspezifisch, weil sie auf alle Gewebe und Zellen wirkt, aber andererseits zugleich auch ganz spezifisch. Darin ist sie allen von Menschen erfundenen Entgiftungsmethoden unendlich überlegen und zugleich die wirkungsvollste Vorbeugung, die wir uns vorstellen können.

Vorbeugung und Behandlung

So viele Patienten haben mir in fast 40 Jahren Fastenbetreuung berichtet, wie konsequent sie auf Grippe und Erkältungen „verzichten" können, seit sie ein- oder sogar zweimal im Jahr fasten. Neben dieser unspezifischen Vorbeugung im Hinblick auf die allgemeine **Verbesserung der Immunlage** hat Fasten aber nicht nur bezüglich **Alzheimer** und **Demenz** eine Präventionstendenz, sondern auch in Bezug auf Herz-Kreislauf-Probleme, Leberschäden und tatsächlich bezüglich jeden konkreten Organs, weil es – richtig durchgeführt - auf der ganzen Linie entlastet.

Meine Geschichte

Krankheitsbilder wie **Rheuma** und **Gicht** kann man sich fastend und mit entsprechender anschließender vollwertiger pflanzenreicher Ernährung überhaupt ersparen oder sie doch wieder loswerden. Bei mir persönlich hat eine Augendiagnostikerin, bei der ich parallel zu meinem Medizinstudium lernen wollte, eine hundertprozentige Wahrscheinlichkeit ausgemacht, einmal Rheuma zu bekommen. Auf meine Frage, was ich dagegen tun könne, riet sie mir zu Fasten und vegetarisch-vollwertiger Kost. Das ist nun 45 Jahre her, und ich habe mit 65 Jahren kein Rheuma und darf hoffen, dass das auch so bleibt. Dadurch bekam ich persönlich schon früh eine Chance, Krankheit als Weg zu begreifen. Inzwischen ist dieser ehemals in der Iris sichtbare Rheumaring nach Aussage meiner Frau, der Iridiologin Rita Fasel, fast verschwunden.

Der innere Arzt

Tatsächlich habe ich seit mehr als 45 Jahren regelmäßig wenigstens zweimal im Jahr gefastet und auch meditiert und sogar Fastenzeiten bis zu den biblischen 40 Tagen ausgedehnt. Inzwischen habe ich schon oft Menschen durch Fasten und eine Ernährungsumstellung auf „Peace Food" – also auf vegane Kost – unerwartet rasch genesen und wieder zu Kräften kommen sehen. Bei mir hat sich in den fast vier Jahrzehnten meines Arztseins der Verzicht auf Essen bestens bewährt. Er gibt dem Organismus die Chance, sich neu zu ordnen, um anschließend wieder mehr in seinem ureigenen Sinn zu funktionieren. So lernte ich, dieser eigenen inneren Kraftquelle zu vertrauen.

Fasteneinstiege über Krankheitsbilder

- Auch wenn es auf den ersten Blick widersinnig erscheinen mag, ist zum Beispiel eine **Erkältung** ein wunderbarer Einstieg ins Fasten. Wenn die Nase voll ist, die Augen rot und müde, der Hals schmerzend, hat man in aller Regel überhaupt keine Lust auf Essen, sondern höchstens auf reichlich Trinken. Was wäre leichter, als diesem Bedürfnis einfach nachzugeben? Jetzt nicht zu essen, sondern zu fasten, auch wenn es noch gar nicht so genannt werden muss, entlastet und erleichtert die Situation spürbar. Am nächsten Tag bleibt das noch so. Die Ausscheidungen werden gefördert, der ganze Krankheitsverlauf ist rascher und wird als ungleich leichter empfunden. Bevor wir uns versehen, liegen schon die ersten und damit schwersten Tage des Fasteneinstiegs hinter uns, und jetzt ließe sich tatsächlich nach diesem halb freiwilligen Einstieg umso unbeschwerter einfach weiterfasten.

- Bei einer richtiggehenden **Grippe** ist der Fasteneinstieg noch zwingender und macht sie rasch erträglicher und entgiftender. Tatsächlich ist jedes **Fieber** ein guter Fasteneinstieg: Der Körper schwitzt und verlangt nach Wasser, aber sicher nicht nach Essen. Dieses sollte man auch tunlichst weglassen, sogar bei Kindern, die sonst kein richtiges Nullfasten machen sollten, da für sie der Aufbau des wachsenden Organismus Vorrang vor Entgiften und Entschlackung hat. Fieber regt die Verbrennung auf Stoffwechselebene an, und mit jedem Grad verdoppelt sich die Abwehrkraft. Fasten profitiert auch seinerseits von der erhöhten Verbrennung und verbessert ebenfalls die Immunlage. Beide zusammen unterstützen sich ideal.

- Fast alle **Infektionskrankheiten** eignen sich für diesen eher unfreiwilligen Fasteneinstieg, und zugleich erleichtern wir uns dadurch noch den Krankheitsverlauf erheblich, da der Organismus fastend wirklich alle Kraft mobilisieren und seine Selbstheilungskräfte voll ausnutzen kann. Bei Infektionskrankheiten geht es darum, etwas Schädliches oder zumindest

Hinderliches zu verbrennen. Dazu ist körperlich keine bessere Unterstützung als Fasten denkbar. Insofern ist es auch verständlich, wenn Fasten Infektionen lindert, es nimmt ihnen sozusagen einen Teil der Arbeit ab.

- Selbst **seelische Probleme** können als Fasteneinstieg dienen. Es gibt genügend Situationen, die uns sowieso den Appetit vergehen lassen. Warum dann nicht gleich bewusst und freiwillig fasten und so die Lösung des Problems auch von dieser Seite noch unterstützen? Wie hilfreich und wirksam das ist, zeigt sich an den schwersten der seelischen Probleme. Die russische Schulmedizin nutzt seit Jahrzehnten Fasten zur Therapie jener psychiatrischen Krankheitsbilder, die wir **Geisteskrankheiten** nennen, wie der Arte-Film Fasten und Heilen so eindrucksvoll demonstriert.

- Wer **Rheuma** nicht nur vorbeugen will, sondern es schon hat, kann es mit Fasten und Ernährungsumstellung auch wieder loswerden. Rheuma ist für mich heute neben seinen autoaggressiven Aspekten vor allem eine Überlastungssituation mit Schlacken, speziell Eiweißüberladung. Der Rheumafaktor der Schulmedizin ist nicht zufällig aus Eiweiß. Sind die Speicher des Körpers voll mit Ablagerungen, gibt es zwei Möglichkeiten: Wir können, wie die Schulmedizin rät, die Auswirkungen der überlaufenden Speicher oder Mülleimer mit Schmerzmitteln überdecken oder sie einfach entleeren. Die beste Methode, um Letzteres nachhaltig zu schaffen, ist Fasten. Es mag einige Fastenzeiten dauern, bis die Speicher wieder ganz leer sind, aber die Rheumaschmerzen verschwinden schon früher und relativ rasch. Allerdings kann es anfängliche Erstreaktionen in den ersten Fastentagen geben, die aber gut mit natürlichen Mitteln zu lindern sind. An erster Stelle steht hier, noch mehr zu trinken. Ideal wäre es natürlich, zwischen den jährlichen Fastenzeiten die Vergiftung nicht weitergehen zu lassen – mit pflanzlich-vollwertiger Kost ein Heimspiel.

- Auch **Bluthochdruck** und die sich daraus auf Dauer ergebende **Herzbelastung** müssen nicht sein und sind mit allerdings häufigeren Fastenzeiten am besten in Frühjahr und Herbst mit entsprechender Kostumstellung auf pflanzlich-vollwertig zu beheben. Da der allgemeine Druck in den Zellen nachlässt, allein schon durch den Salzverzicht in Fasten- und

Entlastungszeiten, wird auch der Blutdruck in aller Regel von Anfang an sinken. Schon nach einer Fastenwoche ist er oft wieder normal, wenn er sich nicht schon über Jahrzehnte in den Gefäßen durch deren Verhärtung, Versteifung und durch anschließende Verkalkung verfestigt hat. Dann hängt es vom Lebenswandel ab, inwiefern er niedrig bleibt oder wieder klettert. In letzterem häufigen Fall ist wiederum die Ernährungsumstellung die Lösung.

- Bei **Diabetes II** ist es ähnlich. Während des Fastens und seiner ketogenen Stoffwechsellage normalisiert sich tendenziell der Blutzucker. Manchmal reicht das schon, aber oft ist auch hier eine Kostumstellung in Richtung pflanzlich-vollwertig die nachhaltige Lösung.

- Natürlich braucht auch niemand übergewichtig zu bleiben, und tatsächlich ist **Übergewicht** inzwischen zu einem echten Krankheitsbild geworden. Die Alzheimer-, Diabetes-II- und Krebswahrscheinlichkeit wächst mit dem Bauchumfang. Und auch bei dieser Volkskrankheit hat Fasten positive Auswirkungen. Allerdings braucht es auch da noch zusätzlich Achtsamkeit auf die Ernährung zwischen den Fastenzeiten und vor allem für die seelisch zugrundeliegende Thematik. Neben dem Hosenbund muss auch das Bewusstsein weiter werden. Was Gewichtsreduzierung anbelangt, lässt sich mit entsprechend langem Fasten natürlich praktisch jedes Gewichtsideal verwirklichen. Was das Halten dieses Idealgewichts angeht, wird Fasten allerdings leicht und oft überschätzt. Allein mit zweimaligem einwöchigen Fasten in Frühjahr und Herbst ist es kaum möglich, mit häufigen kürzeren Intervallfastenperioden schon gar nicht. Mit anschließender Ernährungsumstellung ist eine Gewichtsstabilisierung allerdings sehr wohl und auch einfach möglich, vorausgesetzt, die richtige pflanzlich-vollwertige Kost wird gewählt. Auf jeden Fall aber ist eine Fastenwoche der ideale Einstieg in den Umstieg bezüglich Ernährung.

- Fasten wirkt auf das gesamte **Hormonsystem.** Ursprünglich vermutete man, dass beim Fasten durch den damit verbundenen Hunger-Stress Endorphine, das sind körpereigene Opiate, ausgeschüttet werden. Ganz ähnlich dem Runner's High, das Marathonläufer erleben. Nach 30 Jahren

TIPP

SEELISCHE MUSTER ENTLARVEN

Der Vorgang der Gewichtsreduktion beim Fasten ist durchaus gesund und eine Fastenzeit auch ideal, um den sich hinter Übergewicht verbergenden seelischen Mustern auf die Schliche zu kommen. Es ist ein erheblicher Unterschied, ob jemand **Kummerspeck** mit sich herumschleppt, sich hinter dicken Mauern im Sinne eines **dicken Fells** verbirgt oder unbewusst seine Figur in Babyspeck untergehen lässt oder ob sie unbewusst ihre Figur in Babyspeck untergehen lässt, um bei ihren Turnübungen auf der Karriereleiter die Aufmerksamkeit männlicher Kollegen von ihren Maßen ab- auf ihre Gedanken umzulenken. Gezielt für die Bearbeitung dieser Fragen gibt es das Programm **Mein Idealgewicht** (siehe Anhang ab Seite 124).

Fastenbegleitung bin ich mir aber mit zahlreichen Kollegen darin einig, dass Fasten und seine positiven Wirkungen vor allem auf ein Hormon zurückzuführen sind. Denn in unseren Seminaren erleben Fastende viel, aber sicher keinen Stress. Sie kommen ja, um hier Ruhe und Regeneration zu erfahren. Das Hormon also, das für eine aufgeräumte Stimmung sorgt, ist das Wachstumshormon HGH (Human Growth Hormone). Es wirkt antidepressiv und gibt regenerierende Impulse in den Körper und insbesondere in den Zellstoffwechsel. Schon durch die Fastenzeit einer Nacht – beflügelt durch das Weglassen der Abendmahlzeit (Dinner-Cancelling, siehe Seite 42) – wird die HGH-Produktion nachweislich angeregt.

- Nichts hilft so gut, um alte Gewohnheitsmuster zu brechen, wie Fasten. Während die längerfristige Essenspause den Körper komplett umstellt von Input auf Output, scheint es der Seele Selbiges ebenfalls sehr zu erleichtern. Jedenfalls habe ich beim Fasten, selbst bei Menschen mit schwersten **Abhängigkeiten** wie der von Heroin, noch nie auch nur annähernd so harte Entzüge gesehen wie ohne den Verzicht auf feste Nahrung – so bei Alkoholentzug etwa noch nie ein Delirium tremens.

- **Rauchen sein** zu lassen, ist beim Fasten vergleichsweise ein Heimspiel, auch wenn anschließend natürlich das seelische Suchtmuster noch nicht gelöst ist. Das körperliche Muster aber löst sich wie nebenbei. Literatur und eine CD mit einem Entwöhnungsprogramm aus der Nikotinsucht finden Sie im Anhang ab Seite 124. Insofern ist Fasten der ideale Einstieg in praktisch jeden Umstieg. Es bricht alte Muster leichter als jede andere Methode und öffnet wie keine andere für Neuanfänge. Das macht Fasten zum idealen Vehikel für all diejenigen, die Altes loslassen und verarbeiten wollen und einen nachhaltigen Neustart planen. Das prädestiniert Fasten natürlich auch geradezu als Ausstieg aus schädlichen Ernährungsgewohnheiten.

- Bisher galt die Behandlung von **Krebs** und psychiatrischen Krankheitsbildern mit Fasten geradezu als Tabu, an dem offiziell nicht gerührt werden durfte. Aber seit Amerikaner auf den Spuren von Dr. Valter Longo Fasten sogar als Krebstherapie entdeckt haben, ist das Eis gebrochen. Die erwähnte und schon seit Jahrzehnten von Fastenärzten angeführte Begründung, dass gesunde Zellen beim Fasten abwehrbereiter und stärker werden und (krebs)kranke anfälliger und schwächer, gilt natürlich generell. Bei so gravierenden Erkrankungen wie Krebs ist anschließend ans Fasten zwingend auf die Ernährung zu achten. Sie sollte der ketogenen Stoffwechsellage weiterhin entsprechen, also vor allem reich an hochwertigen Fetten sein und keinesfalls mehr raffinierte Kohlenhydrate (Zucker) enthalten, wobei Eiweiß kein Problem darstellt. In *Das Geheimnis der Lebensenergie*, meinem umfassendsten Buch über Ernährung (siehe Anhang), sind die Gründe ausführlich beschrieben.

TIPP **KRANKHEIT ALS SYMBOL**
Bei all diesen und auch allen anderen Krankheitsbildern ist es hilfreich, im Sinne des Wortes „Psychosomatik" auch und sogar an erster Stelle die seelische Lernaufgabe in **Krankheit als Symbol** (siehe Anhang ab Seite 124) nachzuschlagen, am besten noch während das Problem mit Fasten saniert wird.

 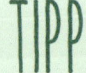 **FASTENZIELE**

Ernährungsumstellung: vollwertig essen, vegan genießen, besser leben

Wer so sehr entgiftet hat wie ein Fastender, tut gut daran, den Detox-Effekt möglichst lange zu erhalten. Das ist auch das natürliche Bedürfnis der meisten. Bedenkt man, dass 92 Prozent der aufgenommenen Nahrungsgifte aus Tierprotein stammen, kommt normale Mischkost für jemanden mit ernsthaften Detox-Absichten anschließend nicht mehr infrage. Schon daher spricht alles für pflanzliche Kost. Die übrigen acht Prozent des Gifteintrags stammen aus konventionell angebauten Pflanzen mit Rückständen von Pesti-, Herbi- und Fungiziden und sind daher ebenfalls zu meiden.

Somit spricht alles für pflanzlich-vollwertige Kost im Sinne von Peace Food. Wer sie im Auge hat, erlebt auch den einfachst vorstellbaren Aufbau nach dem Fasten, weil er praktisch von Anfang an das allermeiste schon gleich wieder essen darf, vorausgesetzt, er kaut es gut. Mit der Kombination von regelmäßigem Fasten und Peace Food leisten wir den optimalen Beitrag zur Erhaltung der eigenen Gesundheit sowie zur Erhaltung der Umwelt.

Die Lebensenergie stärken und erhalten

Was Ernährung angeht, ist also einerseits auf Fasten und andererseits auf frische lebensenergiehaltige Kost zu setzen, also pflanzlich-vollwertig und dies gerne roh oder mild erwärmt, je nachdem, zu welchem thermischen Ernährungstyp man gehört. Positiv ergänzt werden kann dies durch den Verzicht auf Weizen und die Hinwendung zu glutenfreier und kohlenhydratarmer Kost sowie durch den Verzicht auf Milchprodukte. Den enormen gesundheitlichen Wert einer solchen Kost habe ich in meinem Ernährungsbuch Das Geheimnis der Lebensenergie dargelegt.

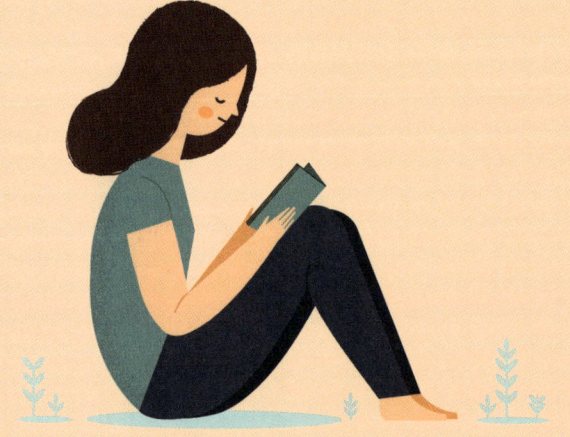

Kapitel 3

10 FASTEN-WEISEN

Kurzzeitfasten

Bei allen im Folgenden gemachten Empfehlungen möchte ich vor übertriebenem Ehrgeiz warnen. Er bringt nichts außer Enttäuschungen. Warum sich gleich die biblischen 40 Tage nur mit Wasser oder Smoothies oder eine ganze Woche nur Karotten oder Kartoffeln vornehmen?

Realistische Ziele stecken

Wer zu weit greift, insbesondere beim Verzicht auf Essen, der scheitert oft. Das muss ja langweilig und dann folglich frustrierend werden und vorzeitig enden und mit der Enttäuschung diese Täuschung beenden. So viel Monotonie wird nicht schmecken, und viel nutzt auch meist gar nicht viel. Auch wenn Einfachheit vielfach hilfreich ist als Reaktion auf Überfluss und Überfülle und die heute übliche Abwechslungsorgie. Wer sich einen Kartoffeltag vornimmt und dann zwei schafft, wird vom Ergebnis und von sich begeistert sein. Wer sich eine Woche vornimmt und nur vier Tage schafft, wird frustriert und mit sich unzufrieden sein, obwohl er doppelt so viel geschafft hat wie der Erste. Falscher Ehrgeiz ist ein echter Feind, den man sich nicht aussuchen muss.

Angebote für jedes Fastenbedürfnis

In diesem Buch mache ich lauter **Angebote,** die ich gut und gern empfehlen kann. Geht es einem nach einem Wassertag schon viel besser, kann man sich für einen weiteren und sogar einen dritten entscheiden. Dann würde ich raten, neu zu entscheiden. Natürlich lässt sich daraus gleich eine richtige Fastenwoche machen, oder man kann auf Salat oder Smoothies umsteigen.

> TIPP **ÜBER KURZ ODER LANG**
> Alle auf den nächsten Seiten angeführten Maßnahmen lassen sich ideal auch in längere Fastenzeiten integrieren: vom Leberwickel bis zum Einlauf über Smoothies bis zur Fastensuppenkur und dem richtigen Trinken.

❶ Frischwasser-Trinkkur

Die einfachste Entschlackung beginnt mit einer richtiggehenden **Trinkkur von ausreichend gutem, möglichst frischem Wasser.** Wer also nur einen Tag weniger isst und dafür mehr Wasser trinkt, tut sich schon etwas Gutes. Da Wasser so ein zentrales Thema aller Fasteneinstiege ist, sei ihm gleich jetzt einiger Raum gewidmet.

Das wichtigste Lebensmittel

Immerhin bestehen wir zu Beginn des Lebens zu drei Vierteln aus diesem Element und am Ende, wenn wir nicht nur hinter den Ohren, sondern allgemein trockener geworden sind, immer noch zu mehr als zwei Dritteln. Das macht Wasser zu unserem wichtigsten und ersten Lebensmittel und zur Basis jeder erfolgreichen Fastenkur. Schließlich ist es auch das Lösungsmittel für alle Entschlackungs- und fast alle Entgiftungsvorgänge. In solchen Zeiten brauchen wir also besonders viel gutes Wasser, und insofern bleibt das Minimum von zwei Litern als Grundforderung aller kommenden Empfehlungen bestehen. Bei schweißtreibenden Tätigkeiten und in der warmen bis heißen Jahreszeit brauchen Sie natürlich entsprechend mehr.

So ist ausreichendes Trinken – bevorzugt zwischen den Mahlzeiten – auch die ideale und zwingende Basis für alle weiteren Vorschläge in Richtung Fasteneinstiege. Diese **gesunde Basis** aus zwei Liter sauberem, gutem Wasser gilt für alle – ob fastend oder essend – praktisch ausnahmslos.

Auf die Qualität achten

Wasser von akzeptabler Qualität ist weder nitratbelastet (von zu viel Gülledüngung) noch sauer oder zu hart (von zu viel Kalk). Ideal wäre also sauberes, nitratfreies, weiches Wasser aus reifen, das heißt, von selbst an die Oberfläche tretenden Quellen.

Inzwischen gibt es leider auch viel Schreckliches über kommunales Wasser zu berichten wie dauerhafte Grenzwertüberschreitungen mittels Sondergenehmigungen – letztlich zugunsten der Massentierzucht.

Möglichkeiten der Wasseraufbesserung

Ansonsten gibt es heute gute **Kohlepressfilter** und verschiedene Möglichkeiten, Wasser aufzubessern, aber an die Qualität von reifem Quellwasser kommt es kaum heran. In unserem Fastenzentrum TamanGa (Adresse siehe Anhang ab Seite 124) nutzten wir lange **basisches Wasser,** das wir während einer Fastenwoche mit langsam ansteigender Alkalinität (Säurebindungsvermögen) tranken. Es ist nicht ganz mineralfrei wie Osmosewasser, mit dem wir keine guten Erfahrungen gemacht haben, sondern mineralarm.

Eine Therapie- oder Kurwoche mit solch speziellem Wasser hat ihre Vorteile, auf Dauer schmeckt solches Wasser aber den wenigsten Menschen. Selbst das hexagonale, auch als Hunza- oder Gletscherwasser bekannte Wasser, für das wir ebenfalls in TamanGa ausgerüstet sind und das sich noch der größten Beliebtheit zur Dauerbenutzung erfreute, verlor mit der Zeit unter den Dauerbewohnern von TamanGa immer mehr Anhänger. Tatsächlich liefen immer mehr von uns zum Wasser einer natürlichen, 15 Kilometer entfernten Quelle über, das auch mir besser schmeckte als das Wasser aus unseren finanziell doch recht aufwendigen Geräten, sodass ich 2015 aufhörte, Aufbereitungsgeräte zu empfehlen.

Richtig auswählen

Beim Wasser gehe ich inzwischen davon aus, dass wir als Grundlage ein Minimum von zwei Liter sauberem Quellwasser brauchen und beim Fasten manchmal sogar mehr. Die individuelle Wahl sollte auf dieser Basis nach persönlichem Geschmack erfolgen. Persönlich trinke ich seit einem Jahr „Lichtquelle", mein Assistent „Sonnenquelle" aus dem Hause **St. Leonhards.** Deren sieben verschiedene Quellen habe ich zusammen mit unserer Quelle aus der Nachbarschaft, dem hexagonalen Wasser und leicht basischem Wasser im Blindversuch gekostet. Diesen sensorischen Test bot ich auch den Teilnehmern meiner Seminare an. Die Ergebnisse sind – wie zu erwarten – individuell verschieden, aber insgesamt ziemlich ausgeglichen auf die Quellwasser und das hexagonale Wasser verteilt. Basisches Wasser wird praktisch überhaupt nicht ausgewählt und kommt wohl nicht auf Dauer, sondern nur für Kuren infrage.

INFO

QUALITÄTS-CHECK
Gutes Quellwasser verrät sich einfach: Auch nach einer Woche Trinken, direkt mit dem Mund aus der Glasflasche, ist es noch gut. Das heißt, es stabilisiert sich selbst.

Die positive Konsequenz ist, man kann sich Investitionen in teure Geräte sparen und einen entsprechenden Geschmackstest in Eigenregie machen oder gern auch bei unseren Fastenseminaren in TamanGa und sich das entsprechende Quellwasser besorgen. Die Quellwasser von **St. Leonhards** sind in jedem besseren Naturkostladen erhältlich, natürlich in Glasflaschen und je nach Quelle zu mehrheitlich überschaubaren Preisen. Aber es gibt auch noch viele gute natürliche Quellen, die der lokalen Bevölkerung meist bekannt sind. Die Ergebnisse sind schon nach einer Woche spürbar.

Die richtige Trinktemperatur

Noch leichter als die Qualität ist die für einen selbst **ideale Temperatur** zu wählen. Das ist durchaus nicht immer kaltes oder gar eiskaltes Wasser, wie es ein Reflex aus dem Italien- oder Spanienurlaub nahelegt oder der US-amerikanischen Eis-Orgie in Getränken entspricht. Aus China und von der TCM wissen wir um die **thermische Qualität von Lebensmitteln,** und die indisch-ayurvedische Medizin lehrt uns die gesundheitliche Bedeutung von abgekochtem heißem Wasser. Einfach mal persönlich ausprobieren, was einem wann am besten schmeckt; das kann sogar nicht nur vom eigenen Typ, sondern auch von der Jahreszeit abhängen.

Wunderwasser? Nein, danke!

Wasser ist natürlich die Basis jeden Getränks. Die meisten von der Industrie angebotenen Getränke, insbesondere Softdrinks, sind allerdings in Wahrheit Zuckerwasser und gehören aus jedem auch noch so kurzen Fasten ferngehalten, denn sie schaden auf vielen Ebenen. Für Fasten kommen als Lösungsmittel also lediglich und an erster Stelle Wasser und ansonsten bewusst gewählte Tees und Säfte infrage. Letztere sind bevorzugt frisch gepresst oder von erlesener Qualität und frei von zugesetztem Zucker und Salz.

INFO **REALISTISCHE FASTENZIELE SETZEN**
Übertreibung beim Fasten kann tatsächlich gefährlich werden. Früher sagte ich bei meinen Fastenvorträgen gern, man könne nicht zu viel gutes Wasser trinken. Aber einer schaffte es dann doch. Er trank neun Flaschen mineralarmes Wasser, was auf 13 ½ Liter pro Tag hinauslief. Das war offenbar zu viel des Guten, und mit so einem Wasser-Extremisten hatte ich dann doch nicht gerechnet. Er schwemmte so viel Kalium aus, dass er echte Probleme bekam und in einer Klinik wieder auf den Damm und ins Lot gebracht werden musste. Aber das ist einmal in mehr als 40 Jahren als Fastenbetreuer passiert und nicht in einem meiner Seminare, wo ich das rechtzeitig hätten stoppen können, sondern in einer privat durchgeführten Kur. Aber netterweise erzählte mir der Betroffene von dieser Erfahrung – und sogar ganz ohne Beschwerdeton.

❷ Saftkuren

Jede Frucht hat ihre eigene, auch meist medizinische Wirkung. Sie können eine Mahlzeit durch einen entsprechenden Saft ersetzen. Dabei sind unterschiedliche Sorten bei diversen Beschwerdelagen überaus hilfreich. So kann man bei entsprechender Schwere eines Problems einen ganzen Tag mit Saft, zu jeder „Mahlzeit" schluckweise genossen, in Eigenregie kuren. Durch den Kalorienentzug und die Entwässerung über den Salzverzicht wird der Organismus viel aufnahmefähiger für Heilungsimpulse.

- Bei chronischer Blasen- oder Prostataentzündung könnte man eine Mahlzeit durch **Preiselbeersaft** ersetzen. So wachsen die Heilungschancen selbst bei oft schlecht durchbluteten Organen.

- Selbst weniger gut schmeckender **Kartoffelsaft** kann sich als heilsam bei überstrapaziertem Magen erweisen. Treten beim Fasten bei Empfindlichen Magenschmerzen auf, bietet er sich, schluckweise getrunken, für eine Kur an. Ein ganzer Tag mit Kartoffelsaft ist geschmacklich kein Vergnügen, aber medizinisch hilfreich.

- So gäbe es noch eine ganze Menge Säfte, die sich von ihrer Wirkung anbieten. **Pflaumensaft** führt ab, was bei typischem Zivilisationsdarm ebenfalls entlastend ist. Unser Darm ist ja nicht so gedacht, nur dann unten etwas rauszulassen, wenn oben etwas reingestopft wird. Insofern könnte eine Pflaumensaftkur hier für Erleichterung und befreiende Leere sorgen, ohne den Darm zu reizen, wie es auch natürliche Abführmittel nicht selten tun. Etwa sorgen die in vielen Naturprodukten enthaltenen Sennesblätter für erhebliche Schleimhautreizungen und seien hier nicht einmal in der Teeabteilung empfohlen.

- Der gute alte **Apfelsaft** ist mit viel frischem Wasser gemischt ebenfalls ein natürliches Abführmittel und kann ähnlich wie Pflaumensaft auch kurmäßig verwendet werden. Natürlich empfiehlt sich dann naturtrüber Biosaft und nicht Industriekonzentrate und dergleichen Verirrungen.

❸ Grüne-Smoothies-Kur

Eine moderne Variante der Säfte führt einen Schritt weiter. Grüne Smoothies liefern eine locker aufgeschäumte, durch Obstzugabe wohlschmeckende, gleichsam hochunverdichtete, flüssige Mahlzeit und ein belebendes Getränk.

Hochgeschwindigkeitsmixer mit einer Drehzahl von mehr als 25 000 Umdrehungen öffnen die Zellen von Salaten, Brokkoli, Grünkohl & Co., und so wird ihr Chlorophyll frei und genießbar. Der grüne Pflanzenfarbstoff ist das Zaubermolekül, mit dessen Hilfe Pflanzen Sonnenlicht einfangen und in Energie umwandeln. Ohne Chlorophyll gäbe es kein Leben auf der Erde. Mit dem Pflanzenfarbstoff nehmen wir Lichtenergie auf, die – nach dem deutschen Forscher und Professor Fritz-Albert Popp – als Basis der Lebensenergie anzusehen ist. Diese Biolumineszenz – oder poetischer: das Leuchten des Lebens – hängt entscheidend von der Frische der für den Smoothie geernteten grünen Blätter und Früchte ab. Es gibt viele Anbieter von Hochleistungsmixern wie z. B. Omniblend oder Blendtec. Für uns haben sich die Geräte der Firma Bianco bewährt. Auf deren Homepage www.power-trifft-design.de bringt das Stichwort „Dahlke" bei Bestellungen 10 % Rabatt.

A Smoothie a Day keeps the Doctor away

Wer täglich Smoothies aus frischem Grün genießt, mit frischen Früchten abgeschmeckt, damit sie nicht nur gesund, sondern auch gut schmecken, tut sich einen großen Gefallen. Er bekommt Flüssigkeit in bester Qualität, hilft seinem Organismus zu entgiften und stillt seinen Hunger auf kalorienarme und dabei vitalstoffreiche Art, wenn er es mit süßem Obst nicht übertreibt.

Sie füllen mit **gesundem Pflanzenschaum** den Magen und stillen damit den Hunger, denn wir fühlen uns satt, wenn der Magen voll ist. Das passiert übrigens auch schon mit reichlich Wassertrinken. Allerdings fließt Wasser so rasch auf der Magenstraße wieder ab, dass der Effekt nur sehr kurzfristig ist. Die Smoothies füllen den Magen da schon deutlich nachhaltiger und obendrein fast kalorienfrei inklusive einer großen Fülle an **Ballaststoffen.** Die Original-Smoothies bestehen praktisch nur aus diesen wertvollen Pflanzenbestandteilen, die helfen, den Darm zu sanieren.

Smoothie-Tage zum Entwässern

Deutlich weiter und tiefer geht die Bereicherung durch Smoothies, wenn Sie sonst nichts zu sich nehmen. Hinzu kommt, dass solch eine Ernährung aus frischen grünen Blättern und ein wenig Obst dem Organismus kein Natrium, aber dafür reichlich Kalium zuführt, was eine große Erleichterung für die Zellen und damit jedes Gewebe und den ganzen Menschen darstellt.

So könnte ein Smoothie-Tag aussehen:

- Der **Morgen-Smoothie** sollte im Wesentlichen auf Blätterbasis aufbauen und nur mit wenig Obst wie Apfel, Birne, Ananas oder Banane und nur zur Geschmacksverbesserung und -abrundung zubereitet werden.

- **Mittags- und Abend-Smoothie** könnten schon etwas gehaltvoller sein und zum Beispiel Avocado und Nüsse enthalten, auch einen Schuss Kokosnussöl, das mit seinen mittelkettigen Fettsäuren eine ideale Gehirnnahrung darstellt. Wenn Sie ein paar Walnüsse in den Smoothie geben, verbessern Sie das für unser Wohlbefinden so essenzielle Verhältnis von Omega-3- zu Omega-6-Fettsäuren noch weiter. Sie liefern den besten Beitrag zur Regulierung. Eigentlich sollte der Organismus ein Verhältnis von Omega-6 zu -3 von 2:1 bekommen. Heute aber hat sich dieses besonders bei Fleischessern verändert und liegt oft bei 20:1. Der Grund dafür ist die Futterumstellung der Tiere von Grünfutter auf Körner. Deshalb sind auch Sonnenblumenkerne weitgehend zu meiden.

Das Ganze wird noch wirkungsvoller, wenn es dieses Smoothie-Frühstück wirklich spät gibt, ruhig nach 11 Uhr, und den Abend-Smoothie entsprechend früh, zwischen 17 und 18 Uhr. Dadurch würde das freie Fasteninterval über Nacht auf 17 Stunden verlängert. Das wäre in vieler Hinsicht traumhaft für die (Lebens-)Stimmung. Denn die Ausschüttung des Wachstumshormons (HGH) beginnt erst nach einer Essenspause von ca. acht Stunden. Insofern hätten wir einen längeren Ausstoß dieses Hormons, das die Stimmung so deutlich hebt. Das aufgeräumte, zu innerem und äußerem Wachstum anregende Lebensgefühl könnte so schon ein bis zwei Stunden nach Mitternacht einsetzen.

SMOOTHIE MIT MINZE

Jeweils für 1 Portion / Zubereitungszeit: 5 Minuten

Für den Morgen-Smoothie: Je 1 Handvoll junger Spinat & Feldsalat, 3 cm Salatgurke und ½ Bio-Apfel waschen und schneiden. 2–3 Minzeblättchen waschen, mit dem Saft von ½ Bio-Limette und ca. 250 ml Wasser pürieren.

SMOOTHIE MIT AVOCADO

Für den Mittags-Smoothie: 1 Handvoll Feldsalat, ½ Stange Staudensellerie und ½ Bio-Apfel waschen und schneiden. ½ reife Avocado und ½ Bio-Orange schälen und klein schneiden. Mit 2 Walnusshälften, etwas Pfeffer und ca. 250 ml Wasser pürieren.

SMOOTHIE MIT BANANE

Für den Abend-Smoothie: Je ½ reife Banane & Kiwi schälen und klein schneiden. 1 Handvoll junger Spinat, Wildkräuter wie Brennnesseln sowie 1 Stängel glatte Petersilie oder 4 Basilikumblättchen verlesen und waschen. Mit ca. 250 ml Wasser pürieren.

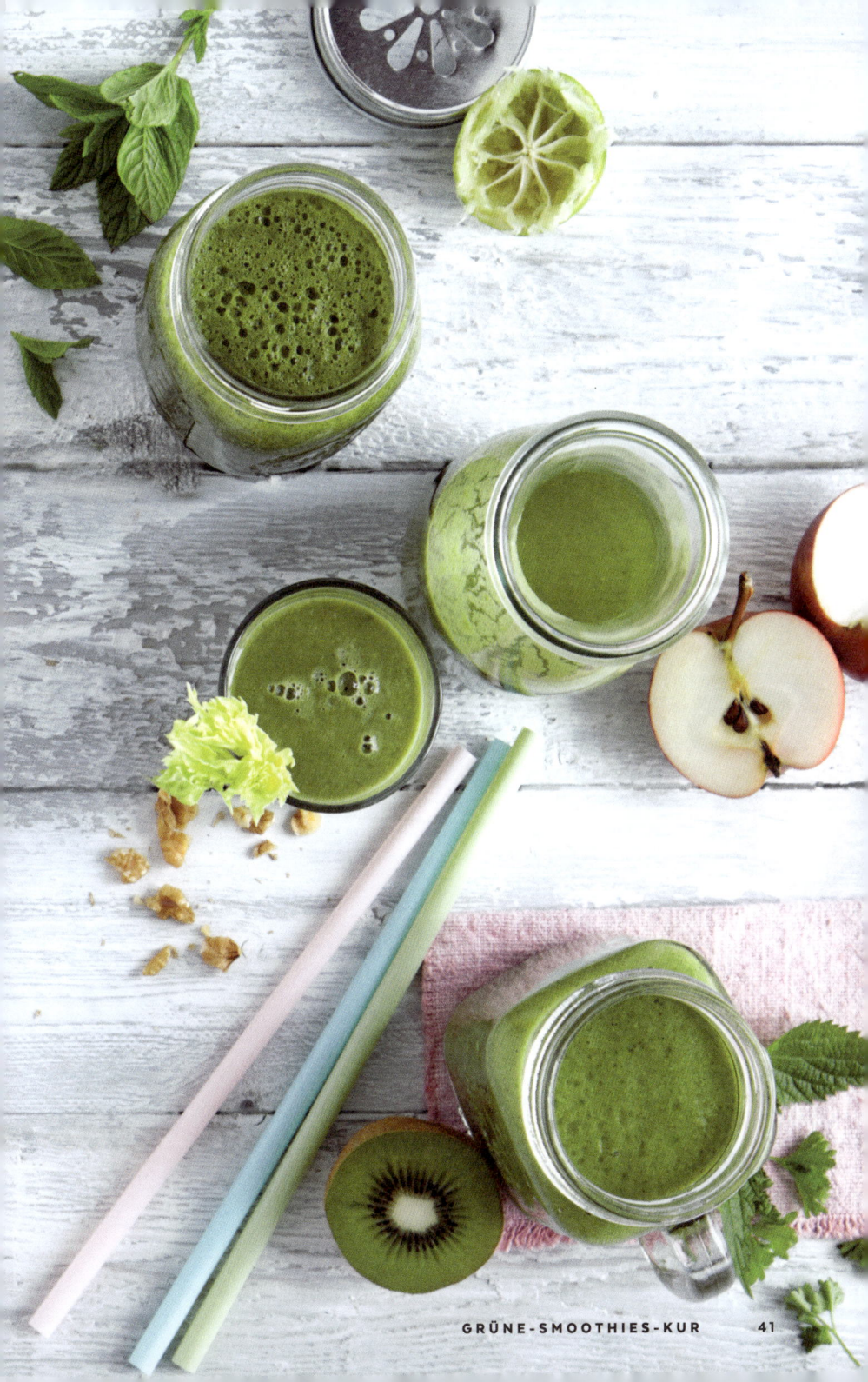

❹ Intervallfasten

Mit dem System eines sehr späten Frühstücks, bei mir obendrein nur aus Früchten, bin ich persönlich immer ausgezeichnet gefahren. Das Gros meiner Bücher und wichtigen Konzepte habe ich in diesem (ess)freien Intervall zwischen 6 Uhr morgens und mittags geschrieben. Mein Organismus arbeitet dann im schon erwähnten **ketogenen Fettstoffwechsel,** das Gehirn ist bestens versorgt und erreicht sein Optimum an Kreativität und Wachstum. Hierbei baut die Leber während des Fastens einen Glukoseersatz – der ist wichtig für das glukoseabhängige Gehirn –, die sogenannten Ketonkörper. Dafür nutzt sie Speicherfett im Körper. An den Nachmittagen kann ich nach der Früchtemahlzeit mittags immer noch einiges bewältigen.

Individuell steuerbare Essenspausen machen wach

Nach dem Abendessen, das im Idealfall gegen 18 Uhr stattfindet und manchmal noch Gekochtes enthält, reicht es dann immer noch für Filme oder andere Freizeit-Freuden. Aber auch ich erreiche das nur, wenn ich in Asien schreibend und meditierend überwintere. Während Vortragstouren mit Abendvorträgen und Hotelübernachtungen verlege ich die Essenszeit nach vorn mit einem Frühstück gegen 9 und einem letzten Essen gegen 15 Uhr, um das (ess)freie, mir energetisch so wichtige (Fasten-)Intervall zu erhalten.

Das ist für den Stoffwechsel ideal, der dann praktisch mit zwei Dritteln Fastenzeit und einem Drittel Essens- und Verdauungszeit arbeitet. Ein Viertel der durch Nahrung aufgenommenen Energie wird durch Verdauungsarbeit wieder verbraucht und fehlt in der Verdauungszeit.

Alternative: Dinner-Cancelling

Bekannter und verbreiteter ist es bisher noch, das Abendessen wegzulassen. Der niederländische Unterhaltungskünstler Johannes Heesters ist mit dieser Intervallfastenmethode jedenfalls 108 Jahre alt geworden. Er war bekannt für die Bemerkung, falls er nachmittags noch etwas zu essen angeboten bekam: „Diese Lippen sind nach dem Mittagessen nur noch zum Küssen da." Meine

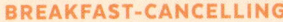

TIPP

BREAKFAST-CANCELLING
Da mir die Intervallfastenmethode, das Frühstück auszulassen und am Vormittag lange nüchtern zu bleiben, so sehr entgegenkommt, kann ich sie natürlich besonders empfehlen. Dabei haben wir auch die Traditionelle Chinesische Medizin auf unserer Seite, die frühe Frühstücke vom Rhythmus ihrer Organuhr her nicht unterstützt.

Mutter, inzwischen 88-jährig, hat ein Leben lang nach 15 Uhr nichts mehr gegessen. Das ist beides natürlich nicht wissenschaftlich, sondern anekdotisch belegt, aber es gibt viele weitere positive Beispiele für die gute Wirkung des Verzichts auf das in Österreich sogenannte Nachtessen.

Wer das Abendessen weglässt, sollte nur darauf achten, nicht all seine Sozialkontakte zugleich mit dem Dinner zu streichen. Das ist einer der Gründe, warum mir das Weglassen des Frühstücks so viel leichter fällt. Hätte ich bei all den Abendessen mit Freunden und anlässlich geschäftlicher Besprechungen nicht mitgegessen, wäre mir viel zu viel entgangen. Aber auf Vortragstouren ist Dinner-Cancelling auch für mich ganz natürlich. Vor dem Reden mag ich nichts zu mir nehmen, um nicht mitten im Verdauungsprozess mit dem Gros des Blutes im Bauch statt im Kopf auf der Bühne zu stehen. Hinterher wäre zu essen für die (Lebens-)Stimmung fatal, also lasse ich das Abendessen dann aus, und das tut mir ähnlich gut wie ansonsten Breakfast-Cancelling. Das **Mittagessen** eignet sich besser zum Fastenbrechen.

Besonders spannend und unterstützend finde ich, was für erstaunliche Vorteile US-Neurowissenschaftler in den letzten Jahren auch für diese milden Formen der Ernährungsbeschränkung für Gehirn und Nervensystem belegen konnten. Sie reichen von besserer **Regeneration auf Stammzellniveau** bis zu Wachstumsanregung und folglich verbesserter Lern- und Merkfähigkeit. Wobei die von den Stammzellen – das sind jene Urzellen, aus denen sich noch alle anderen Zellen entwickeln können – ausgehende Regeneration die wichtigste überhaupt ist.

❺ Teilfastentage mit Frischkost

Einzelne Teilfastentage beruhen darauf, nur eine Gemüse- oder Obstart oder eine Sorte von vollwertigen Kohlenhydraten (z. B. aus Amarant, Quinoa, Buchweizen und anderen köstlichen glutenfreien Sorten) zu sich zu nehmen. Die Wirkung dieser Tage auf den Organismus lebt von der Salzfreiheit, der dadurch bewirkten Entwässerung des Körpers und dem damit gegebenen allgemeinen Nachlassen des Zelldrucks. Salz ist hygroskopisch, das heißt, es reißt alles Wasser an sich. Solche Tage eignen sich folglich besonders für Phasen hohen sozialen Drucks, wenn alles zu viel zu werden scheint, aber natürlich auch, um mit Blutdruckanstiegen rascher fertig zu werden.

Karottentag

Eine Mahlzeit nur aus Möhren, gelben Rüben oder Rübli ist entlastend und erfordert wirklich gutes Mahlen in der Mundhöhle, insbesondere wenn es sich um rohe Wurzeln handelt. Solch ein Tag ist obendrein heilsam für die **Augen,** die viel Beta-Carotin, die Vorstufe von Vitamin A, brauchen. Natürlich ist ein Karottentag auch **entwässernd,** und zusätzlich bringen Möhren sogar im rohen Zustand als Wurzelgemüse Wärme im Sinne der TCM in den Organismus. Also wäre solch ein Tag auch im Winter nicht nur möglich, sondern angebracht.

Zubereitungsarten gibt es eine ganze Menge: Auch im Ganzen als knackige rohe Rübe – schon für Säuglinge beim Zahnen statt Beißring bewährt – können die gelben Wurzeln Spaß machen. Sie lassen sich raspeln und mit Zitronen- oder Limettensaft zu schmackhaften Speisen fast mit Dessertcharakter weiterentwickeln. Hilfreich wäre es hier, jeweils ein paar Tropfen **Kokosöl** beizumischen, weil das die Aufnahme des fettlöslichen Carotins erleichtert. Kokosöl führt im Übrigen auch nicht zur Gewichtszunahme, da es in der Leber sehr energieaufwendig verarbeitet wird. Das gilt aber nur für gutes Kokosöl, das sowohl aus guter Quelle wie auch aus fairem Handel stammen sollte. Gekocht erfüllen Möhren zwar noch die Kriterien eines Entlastungstages, sind aber, was die Lebensenergie angeht, schon deutlich weniger wirksam.

Salattag

Hier gilt Ähnliches wie für den Karottentag, allerdings liegt der gesundheitliche Schwerpunkt statt auf Vitamin A auf **Omega-3-Fettsäuren,** die in allen grünen Blättern so reichlich enthalten sind und das fast immer vorhandene Übergewicht von Omega-6-Fettsäuren ausgleichen helfen. Wer kreativ und mit etwas Vorbereitung an einen Salattag herangeht, mag staunen, wie viele Arten von Blattgemüse es gibt.

Der altbekannte **Kopfsalat** ist der mit Abstand langweiligste Beitrag zur Salatwelt und enthält im Übrigen auch am wenigsten der lebenswichtigen sekundären Pflanzenstoffe und Vitamine. Schon ursprünglicher **Rucola** ist da ein großer Fortschritt sowie alle Sorten mit leberstärkenden Bitterstoffen wie Radicchio, Chicorée oder Endiviensalat. Bitterstoffe sind ausgesprochen wichtig und besonders von der Leber hochgeschätzt. Dem Mainstream-Geschmack zuliebe wurden sie fast aus allen Gemüsesorten herausgezüchtet, sehr zum Nachteil der heute so geforderten Leber bei ihrer Entgiftungsarbeit. Unübertroffen ist aber die **Brunnenkresse**, ein wahres Feuerwerk an wesentlichen Spurenelementen und Mineralien.

Die verwandte **Kapuzinerkresse** ist ein wichtiges pflanzliches Antibiotikum. Das Medikament Angocin gegen Halsschmerzen und Blasenentzündungen besteht daraus. Die wunderschönen gelb-orange bis roten Blüten und tiefgrünen Blätter haben einen sehr aromatischen, scharfen Geschmack und können zur Dekoration wie Abwehrstärkung gleichermaßen über fast jedem Salat Sinne und Immunsystem erfreuen. Überhaupt sind **essbare Blüten** eine wahre Pracht und Fundgrube an wertvollen Inhaltsstoffen und verbinden Schönheit beim Essen mit medizinischem Nutzen.

Meine Favoriten, nicht nur, aber auch für Salat sind **Brennnessel** und **Löwenzahn,** die die Kräfte des Frühlings schon in ihrer Wehrhaftigkeit bei Ersterer und in ihrer Gestalt bei Letzterem deutlich machen. Zur Frühjahrskur und Blutreinigung sind sie ideal, enthalten so viel mehr von dem, was uns nottut, als die meisten teuer angebotenen Superfoods. Aber natürlich gibt es auch noch **Giersch** und so viele **Wildkräuter** von unseren Wiesen und aus den noch besseren, weil meist ungedüngten und deshalb so viel artenreicheren verwilderten (Vor-)Gärten.

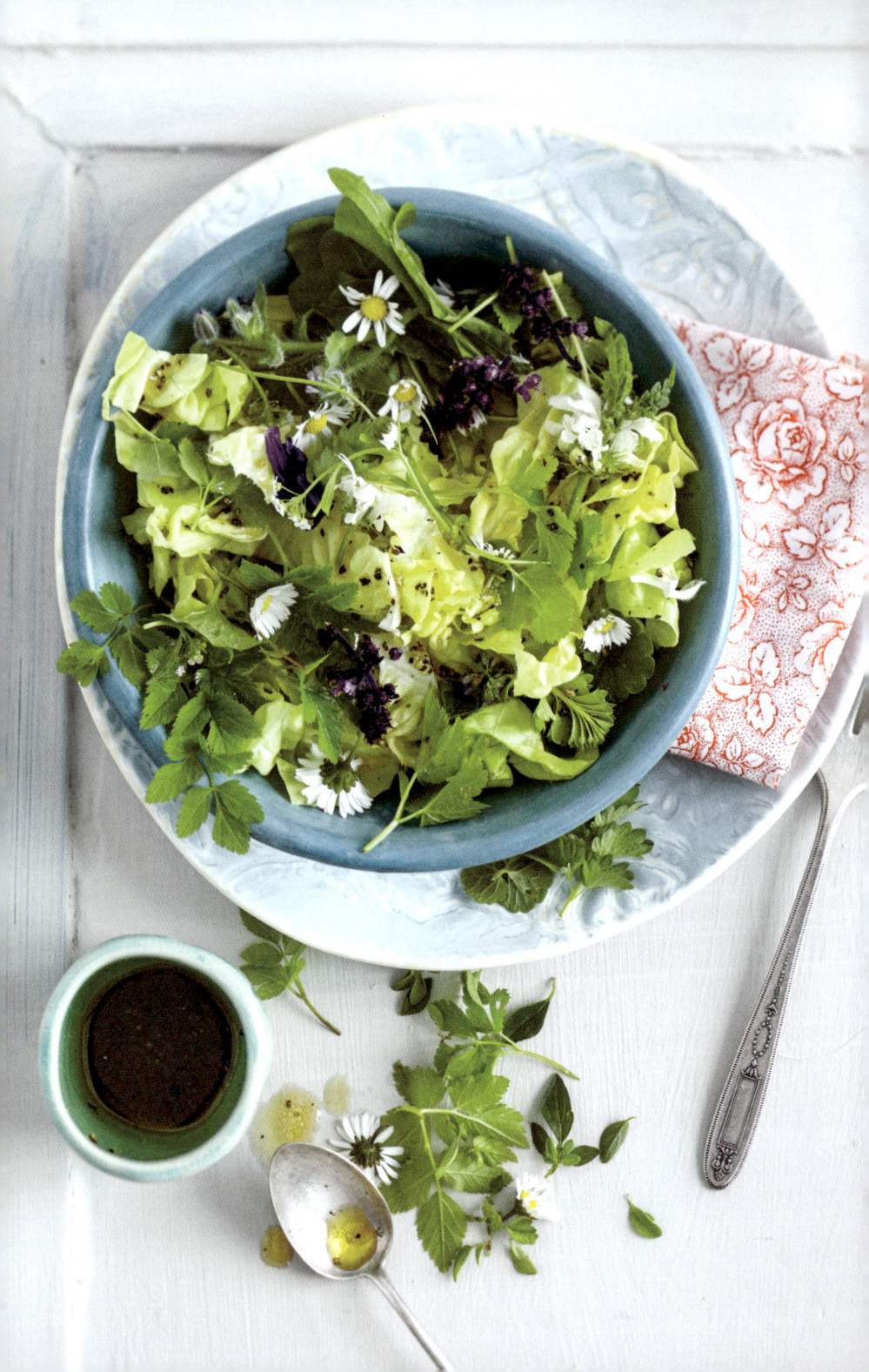

WILDKRÄUTERSALAT MIT BLÜTEN

Für 1 Portion / Zubereitungszeit: 15 Minuten

Zutaten:

1 Kopfsalatherz
30 g gemischte Wildkräuter
(siehe Tipp)
Saft von ½ Bio-Zitrone
etwas natives Olivenöl
1 Msp. Apfeldicksaft
wenig Steinsalz
schwarzer Pfeffer aus der Mühle
Kräuterblüten (Salbei, Thymian,
Rosmarin, Schnittlauch) und
Gänseblümchen

Zubereitung:

Das Salatherz zerpflücken, putzen, waschen und in feine Streifen schneiden, Wildkräuter waschen, verlesen und daruntermischen. Für die Marinade Zitrone, Olivenöl, Apfeldicksaft, Salz und Pfeffer verrühren und die Blätter vorsichtig darin wenden. Mit Kräuterblüten garnieren und servieren.

 TIPP Wildkräuter können Sie nach Verfügbarkeit, Lust und Laune mischen – aber nur Kräuter nehmen, die abseits der Straßen wachsen und bekannt sind! Gut geeignet sind Löwenzahn, Brunnenkresse, Kerbel, Spitzwegerich, Schafgarbe, Blüten und Blätter von Bärlauch und Gänseblümchen, junge Baumblätter von Buche und Linde. Je jünger und zarter die Blätter sind, desto besser schmecken sie.

TOMATEN-ANANAS-SALAT

Für 1 Portion / **Zubereitungszeit: 15 Minuten**

Zutaten:

½ kleine rote Zwiebel

150 g Cocktailtomaten

100 g reife, frische Ananas

½ Bio-Orange

1 Bund Rucola

einige Blättchen von Zitronen-
melisse, Basilikum oder Koriander

½ TL eingelegte grüne Pfefferkörner

Saft von ½ Bio-Limette

schwarzer Pfeffer aus der Mühle

Zubereitung:

Zwiebel schälen und in hauchdünne Scheiben schneiden. Tomaten waschen, halbieren, den Stielansatz entfernen. Ananas schälen, vom Strunk befreien und in kleine Stücke schneiden. Orange schälen, in Stücke schneiden und dabei den Saft auffangen. Rucola waschen, verlesen, gut abtropfen lassen und in mundgerechte Stücke zupfen. Kräuterblättchen waschen, trocken tupfen und klein zupfen. Die Zutaten (außer den Orangensaft) in einer Schüssel mit den Pfefferkörnern locker vermengen. Limette auspressen und mit Orangensaft und gemahlenem Pfeffer unter den Salat mischen.

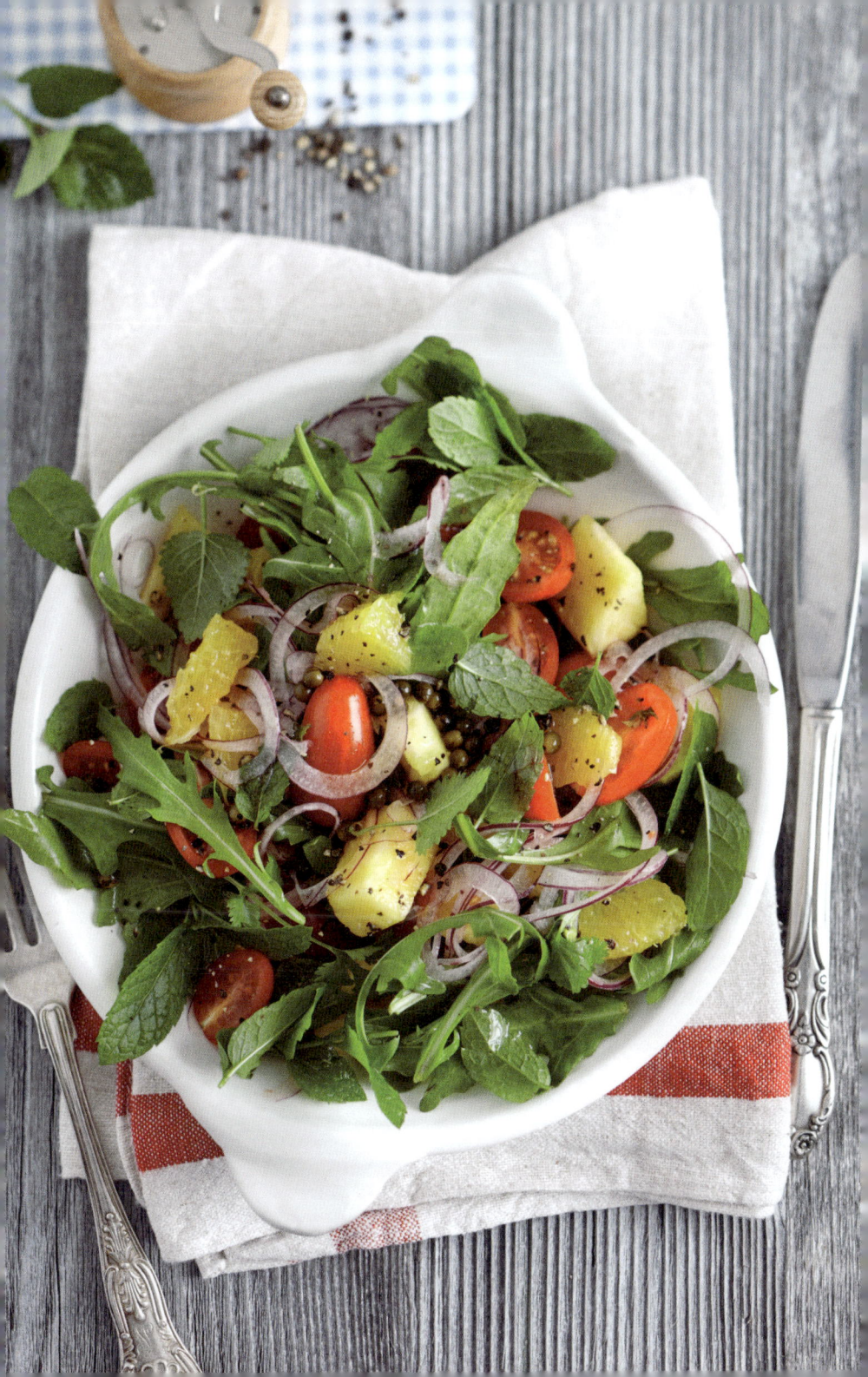

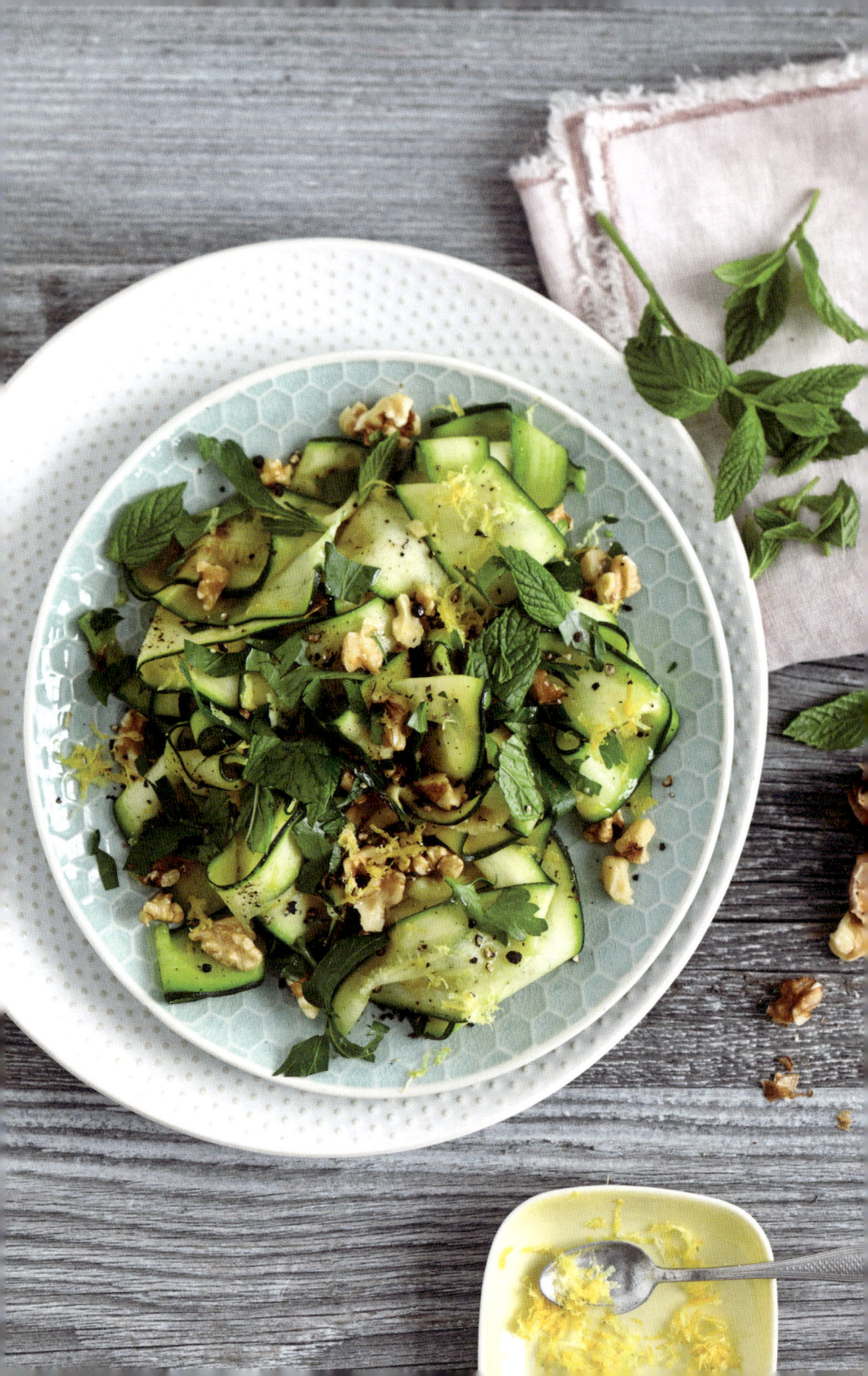

ZUCCHINISALAT MIT WALNÜSSEN

Für 1 Portion / Zubereitungszeit: 15 Minuten

Zutaten:

2 schmale, feste Zucchini (ca. 250 g)
2 Stängel glatte Petersilie
1 Stängel Minze
6 Walnusskerne
½ Bio-Zitrone
etwas natives Olivenöl
Salz
schwarzer Pfeffer und Piment aus der Mühle

Zubereitung:

Zucchini waschen, trocken tupfen, Blüten- und Stielansätze entfernen und Zucchini mit dem Sparschäler in schmale Streifen hobeln. Petersilie und Minze waschen, trocken tupfen und die Blättchen grob hacken. Walnusskerne grob zerbrechen. Zitrone waschen, trocken reiben und ½ TL Schale abreiben und ½ TL Saft auspressen. Olivenöl in einer Pfanne erhitzen und die Zucchinistreifen unter regelmäßigem Wenden ca. 5 Minuten bissfest braten. Aus der Pfanne nehmen und leicht salzen und pfeffern. Zitronenschale und -saft untermischen, Kräuter und Walnussstückchen zugeben und mit Piment kräftig abschmecken. Lauwarm servieren.

Papayatag

In Asien nutze ich die Papaya gern, reichlich und täglich und auch ihre ansonsten meist weggeworfenen Samen. Letztere vor allem um (m)eine durch fremde Bakterienheere durcheinandergebrachte Verdauung wieder instand zu setzen. Generell ist Einfachheit ein Zaubermittel, wenn irgendwo Chaos entstanden ist. Eine Papaya-Mahlzeit ist insofern schon sehr gut, ein Papayatag noch viel besser. Ein Tag mit nur einer Frucht ist unvergleichlich besser, weil entlastender, bekömmlicher und gesünder als einer mit Obstsalat(en).

Ursprünglich stammt die exotische Beerenfrucht aus Mittelamerika. Sie wird hauptsächlich in Brasilien, Thailand, Mexiko, Westafrika, Hawaii, Indien und anderen tropischen Gebieten angebaut. Die Papaya wächst auf einer bis zu zehn Meter hohen palmenähnlichen Pflanze, die große Blätter trägt, die denen eines Feigenbaums ähneln. Aus den weißen befruchteten Blüten entsteht die ovale grün-gelbe Frucht. Das Fruchtfleisch ist hellorange bis rosa, und in der Mitte befinden sich viele kleine schwarze Kerne, die mit einer dünnen Schicht überzogen sind. Bei uns sind die Früchte zwischen einem halben bis einem Kilogramm schwer, doch andere Sorten, zum Beispiel aus Mexiko, können bis zu sechs Kilogramm schwer und 45 Zentimeter lang werden. Die süße, reife Frucht ist weich und erinnert geschmacklich an Aprikose, Melone und Himbeere. Auch die Kerne sind essbar, sie schmecken ähnlich scharf wie Kapuzinerkresse und sind leicht herb. Die Papaya ist sehr reich an Provitamin A und enthält außerdem die Vitamine B1, B2, B5 und C, daneben das eiweißspaltende und verdauungsfördernde Enzym Papain.

> **TIPP** **GESUNDE SAMEN**
> Die kleinen, wie Pfefferkörner aussehenden und in milderer Form auch schmeckenden Samen der Papaya kann man nach Belieben und wie man es verträgt über die Fruchtfleischstücke streuen. Sie ergeben ein herausforderndes Geschmackserlebnis, das ich nicht mehr missen möchte.

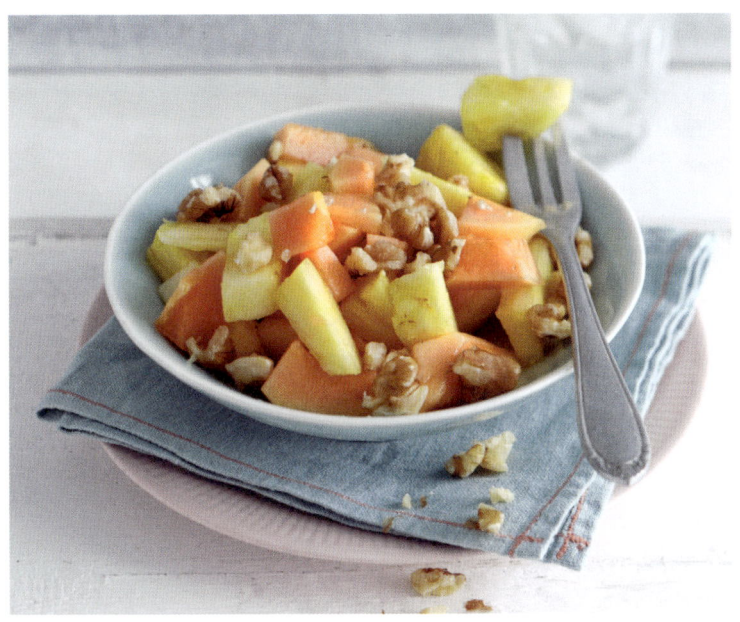

PAPAYA-FRÜHSTÜCK

Für 1 Portion / Zubereitungszeit: 5 Minuten

Zutaten:

¼ reife Papaya
1 Scheibe frische, reife Ananas
Saft von ½ Bio-Limette
3 Walnusskerne

Zubereitung:

Papaya schälen, entkernen und wie die Ananas in mundgerechte Stücke schneiden, dabei den Saft auffangen. Die Früchte mischen. Den Saft der Früchte und der Limette darunterrühren. Walnüsse grob zerbrechen und darüber streuen.

PAPAYASALAT MIT CHILI

Für 1 Portion / Zubereitungszeit: 30 Minuten

1 reife Papaya schälen, entkernen und in dünne Streifen schneiden. 1 kleines Stück Chilischote entkernen, waschen und sehr fein schneiden. Beides zusammen mit dem Saft von ½ Bio-Limette ca. 20 Minuten marinieren. 2 Stängel Koriander waschen, trocken tupfen und fein hacken. Papaya mit 1 TL Sesamöl verrühren, pfeffern und mit ½ TL Sesamsamen und gehacktem Koriander bestreuen.

PAPAYA–SMOOTHIE MIT BLATTSPINAT

Für 1 Person / Zubereitungszeit: 5 Minuten

¼ reife Papaya mit Kernen und 1 Kiwi schälen und in Stücke schneiden. 1 Handvoll junger Blattspinat verlesen und waschen. Alle Zutaten mit dem Saft von ½ Bio-Limette und ca. 250 ml Wasser in einen Mixer füllen und fein pürieren.

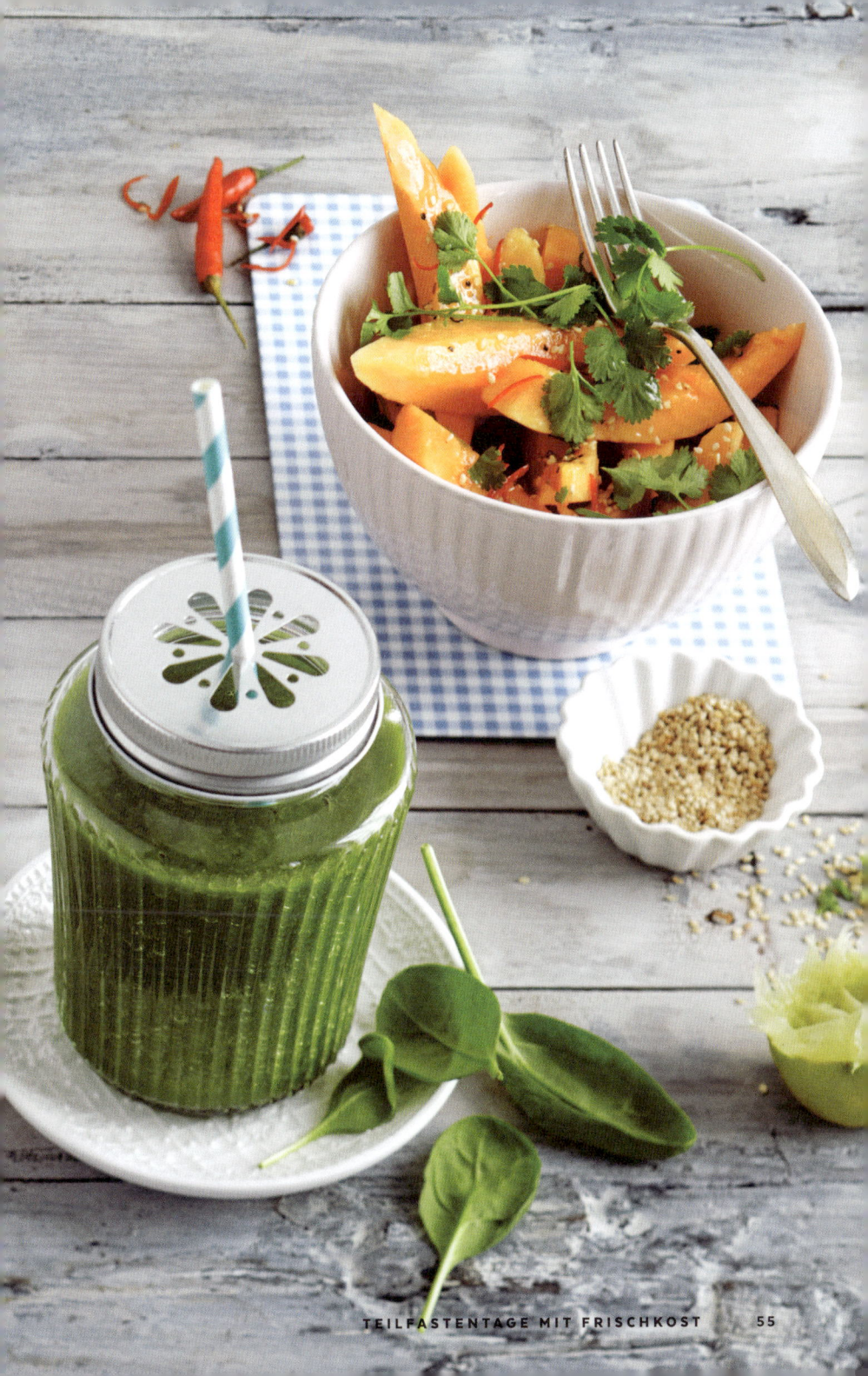

Kartoffeltag

An diesem Tag können Kartoffeln in jeder Form, aber ohne Salz und fast fettfrei, dafür mit allen möglichen Gewürzen genossen werden. Roh ist die Kartoffel aber natürlich für die meisten kaum genießbar, und so nähern wir uns hier schon der Kochkost, die nicht so gesund sein kann wie Rohkost, weil diese einfach mehr Lebensenergie enthält. Andererseits gibt es Menschen, die Rohes anfangs nur schwer verdauen (können). Sie sind dann mit Gegartem viel besser bedient und könnten sehr von einem oder auch mehreren Kartoffeltagen profitieren.

Mit Fett sollte am Kartoffeltag sehr sparsam umgegangen werden. Pommes-Orgien sind damit nicht gemeint, sofern Pommes frites nicht fettfrei im eigenen Backofen hergestellt werden, was durchaus leicht möglich ist.

Im Höchstfall kommt sehr wenig, sehr gutes Öl, wie vor allem Kokos- oder Lein- und Hanföl und sehr, sehr wenig Olivenöl, nach dem Zubereiten dazu. Kokosöl ist ideal fürs Gehirn, Olivenöl ist in Maßen und nicht oder schwach erhitzt ebenfalls gesund, und Lein- und Hanföl enthalten die so wichtigen Omega-3-Fettsäuren. Insofern wäre solch ein Tag erleichternd für den Organismus. Durch die Salzfreiheit entwässert der Körper zudem an Kartoffeltagen sowohl bei Pellkartoffeln als auch bei salz- und fettfreien Pommes, die aber gern mit viel Rosmarin bestreut werden dürfen oder auch mit Borretschblüten.

 TIPP

BESTE VERHÄLTNISSE
Eine gesunde Ernährung sollte zu 70 bis 80 Prozent aus basischen und zu 20 bis 30 Prozent aus säurebildenden Lebensmitteln bestehen, um für einen ausgewogenen Säure-Basen-Spiegel zu sorgen. Schlechte **Säurebildner** sind alle tierischen Produkte. Für das leicht basische Blut sind kleine Mengen an Säuren kein Problem. Größere Mengen müssen durch basisch wirkende Mineralien wie Kalium, Kalzium und Magnesium neutralisiert werden. Diese entnimmt der Körper bei Bedarf aus den eigenen Reserven, worunter etwa die Knochen leiden. Die Kartoffel ist reich an Kalium und ein wertvoller Helfer für die Säure-Basen-Balance.

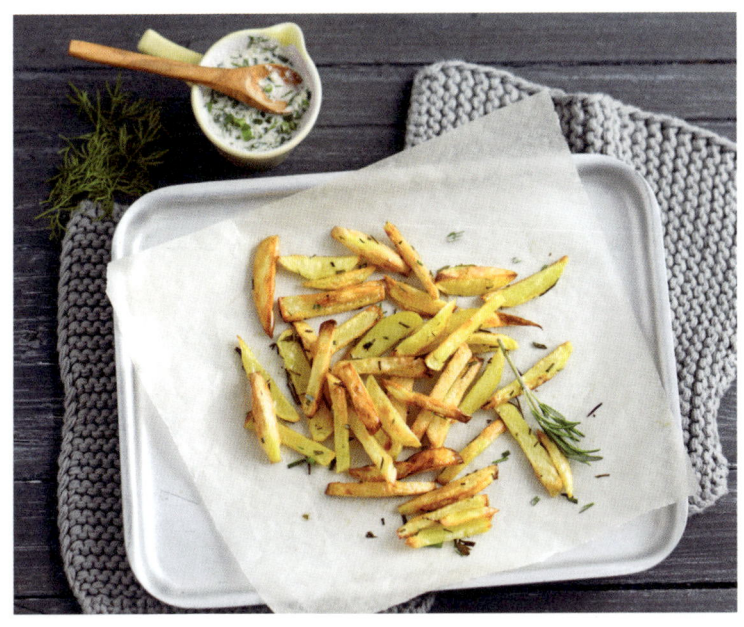

KARTOFFELSTIFTE MIT DIP

Für 1 Portion / Zubereitungszeit: 30 Minuten

Zutaten:

2 festkochende Kartoffeln
natives Olivenöl, 1 Zweig Rosmarin
30 g ungesalzene, gemahlene
Cashewnusskerne
1 TL Bio-Zitronensaft
je 2 EL gehackter Dill und Schnittlauch, weißer Pfeffer aus der Mühle

Zubereitung:

Ofen auf 200 °C vorheizen. Kartoffeln
schälen, in Stifte schneiden, einölen. Mit
Rosmarinnadeln bestreut in ca. 25 Minuten braten, dazwischen wenden. Für
den Dip Nüsse im Mörser mit Zitronensaft und 100 ml Wasser verrühren.
Kräuter untermischen und pfeffern.

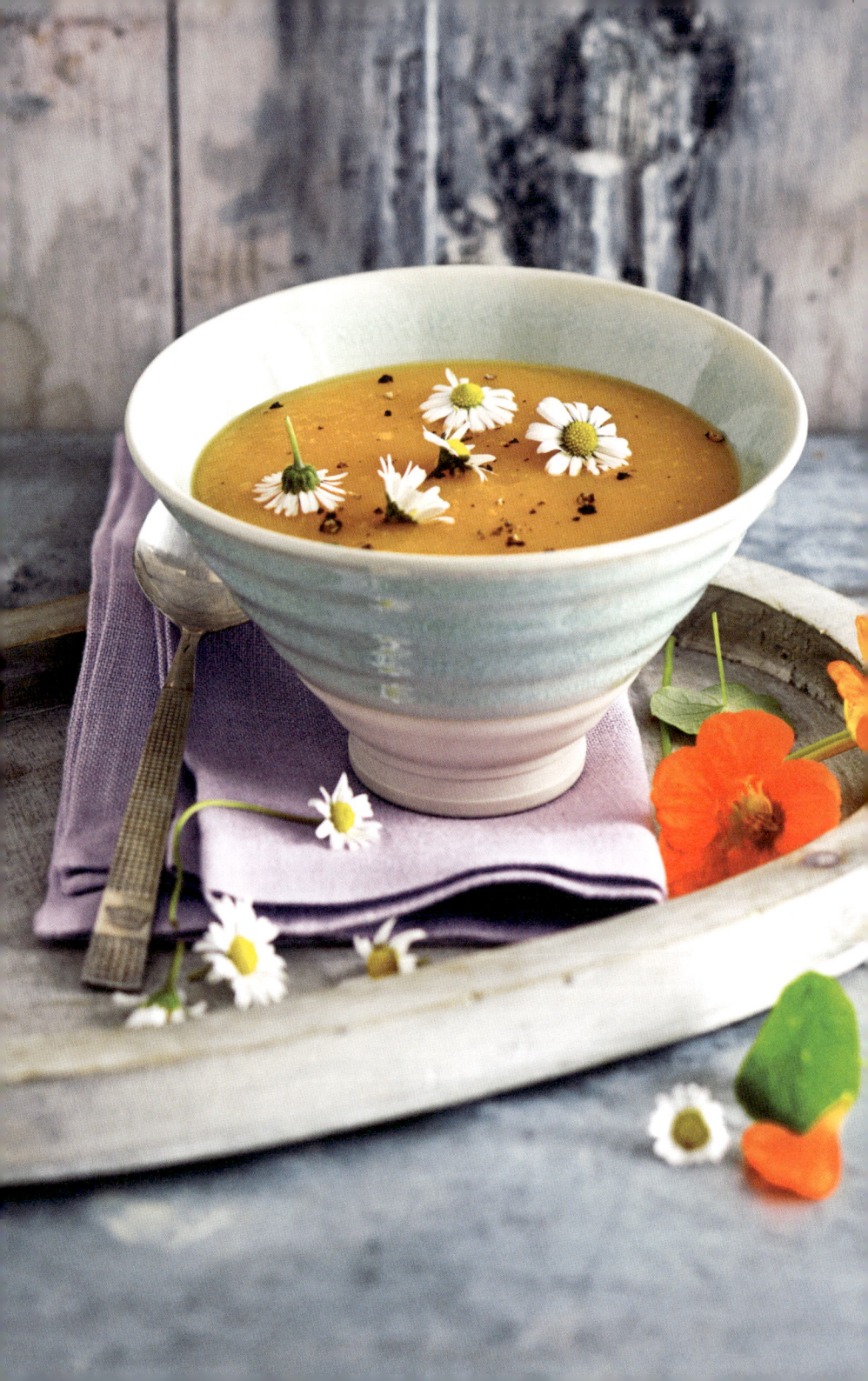

KARTOFFELSUPPE MIT GÄNSEBLÜMCHEN

Für 1 Portion / Zubereitungszeit: 30 Minuten

Zutaten:

2 mehligkochende Kartoffeln
1 kleine Karotte
1 Scheibe Knollensellerie
1 Msp. geriebene Muskatnuss
schwarzer Pfeffer aus der Mühle
ein paar Gänseblümchenblüten nach
Belieben (und Saison)

Zubereitung:

Kartoffeln, Karotte und Sellerie putzen, schälen und in Stücke schneiden. Die Gemüsestücke in knapp ½ Liter Wasser ca. 20 Minuten gar kochen. Dann alles mit dem Stabmixer cremig pürieren. Mit Muskat und Pfeffer abschmecken, in einen Suppenteller geben und nach Belieben mit Blüten garnieren.

TIPP

Je nach Saison kann man auch andere essbare Blüten verwenden, wie zum Beispiel Kapuzinerkresse.

KARTOFFELSTAMPF MIT ERBSEN

Für 1 Portion / Zubereitungszeit: 30 Minuten

Zutaten:

2 große mehligkochende Kartoffeln
250 g Erbsen (frisch oder TK)
1 Zweig Rosmarin
Salz
1 Stängel glatte Petersilie
½ EL natives Olivenöl
schwarzer Pfeffer aus der Mühle

Zubereitung:

Kartoffeln schälen und in kleine Stücke schneiden, Erbsen, falls nötig, pulen und waschen. Kartoffelstückchen mit dem Rosmarinzweig in einem Topf mit Salzwasser ca. 20 Minuten kochen. Nach ca. 10 Minuten den Rosmarin entfernen und die Erbsen zugeben. Petersilie waschen, trocken tupfen, Blättchen fein hacken. Das Wasser abgießen, ein paar Esslöffel beiseitestellen. Das Gemüse mit dem beiseitegestellten Kochwasser zerstampfen, Olivenöl und die gehackte Petersilie unterrühren und mit Pfeffer abschmecken.

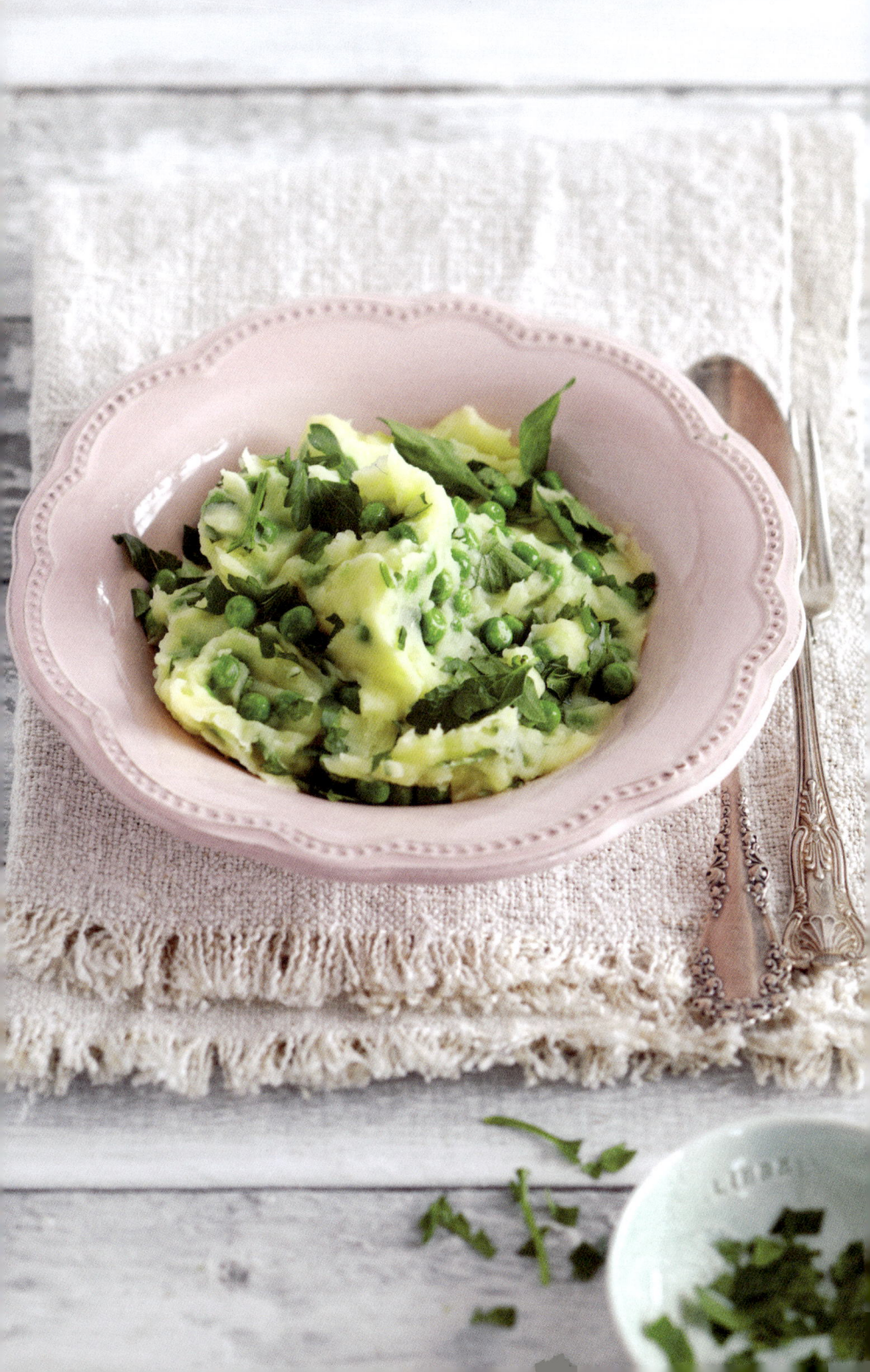

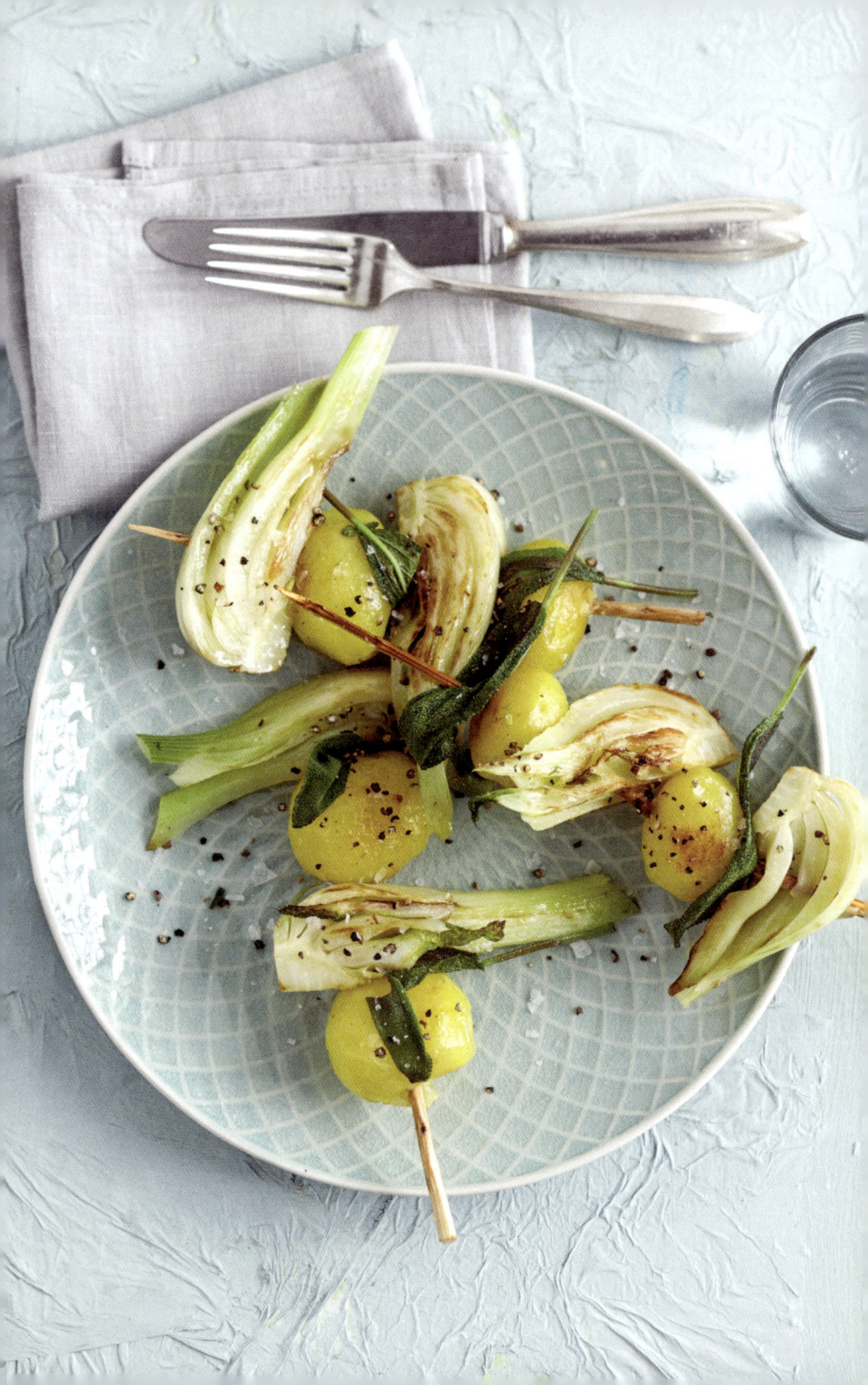

KARTOFFELSPIESSE MIT FENCHEL UND SALBEI

Für 1 Portion / Zubereitungszeit: 30 Minuten

Zutaten:

6 sehr kleine festkochende Kartoffeln
1 kleine Fenchelknolle
6 Salbeiblättchen
etwas natives Olivenöl
grobes Meersalz
schwarzer Pfeffer aus der Mühle
2 Holzspieße

Zubereitung:

Kartoffeln waschen und mit der Schale ca. 15 Minuten vorkochen. Backofen auf 200 °C vorheizen. Die Fenchelknolle waschen, halbieren, den Strunk entfernen und die Hälften in je 3 Stücke schneiden. Salbeiblättchen waschen und trocken tupfen. Kartoffeln, Fenchel und Salbei abwechselnd auf die Holzspieße stecken, mit etwas Olivenöl bestreichen, salzen und pfeffern. Die Spieße ca. 10 Minuten im Backofen braten, dabei einmal wenden.

TIPP

Wer keinen Salbei mag, kann auch frische Lorbeerblätter verwenden, die allerdings nicht mitgegessen werden.

GEFÜLLTE KARTOFFEL

Für 1 Portion / Zubereitungszeit: 35 Minuten

Zutaten:

1 sehr große mehligkochende
Kartoffel (Ofenkartoffel)
etwas ganzer Kümmel
1 Stängel glatte Petersilie
3 EL Reisdrink
3 EL Bio-Gemüsebrühe
1 Msp. geriebene Muskatnuss
weißer Pfeffer aus der Mühle
1 TL natives Olivenöl

Zubereitung:

Die Kartoffel sorgfältig waschen und
ungeschält mit etwas Kümmel garen.
Etwas auskühlen lassen, dann das
obere Viertel der Kartoffel vorsichtig
abschneiden. Das Innere des größe-
ren Teils mit einem kleinen Löffel
aushöhlen, dabei einen Rand von
ca. ½ cm stehen lassen. Die Kartoffel
warm stellen. Die ausgekratzte Kar-
toffelmasse noch warm pürieren.
Petersilie waschen, trocken tupfen
und die Blättchen fein hacken. Reisdrink und Gemüsebrühe erhitzen,
mit Muskat und Pfeffer würzen und
etwas einkochen lasen. Die gehackte
Petersilie untermischen und langsam
unter Rühren zum Kartoffelpüree geben, bis es schön cremig ist. Zuletzt
das Olivenöl einrühren, die ausge-
höhlte Kartoffel damit füllen und den
„Deckel" aufsetzen.

> **TIPP** Dazu passt
> frischer Brenn-
> nesselspinat.

 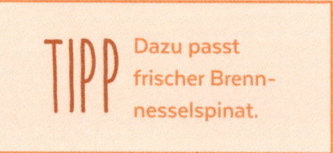

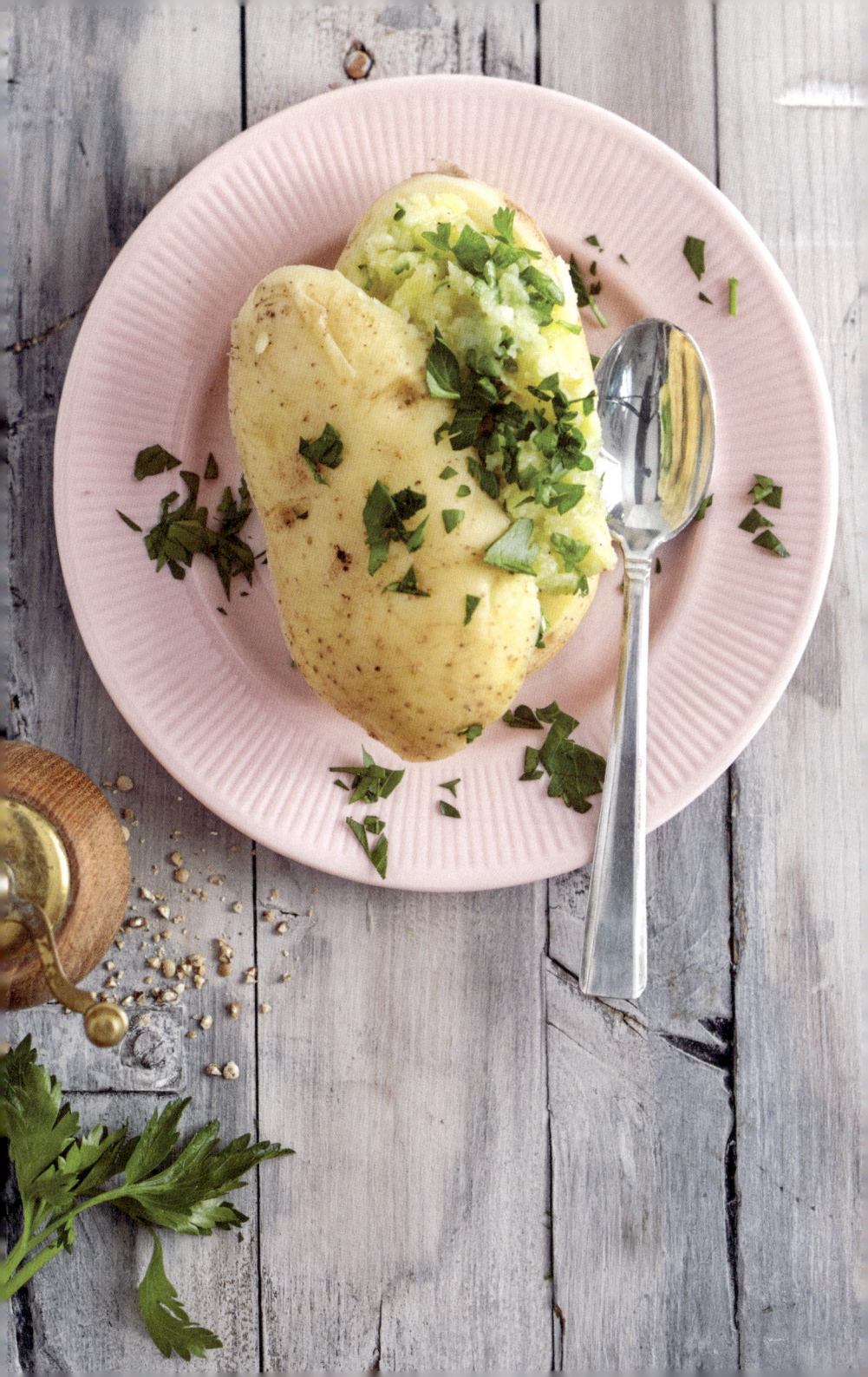

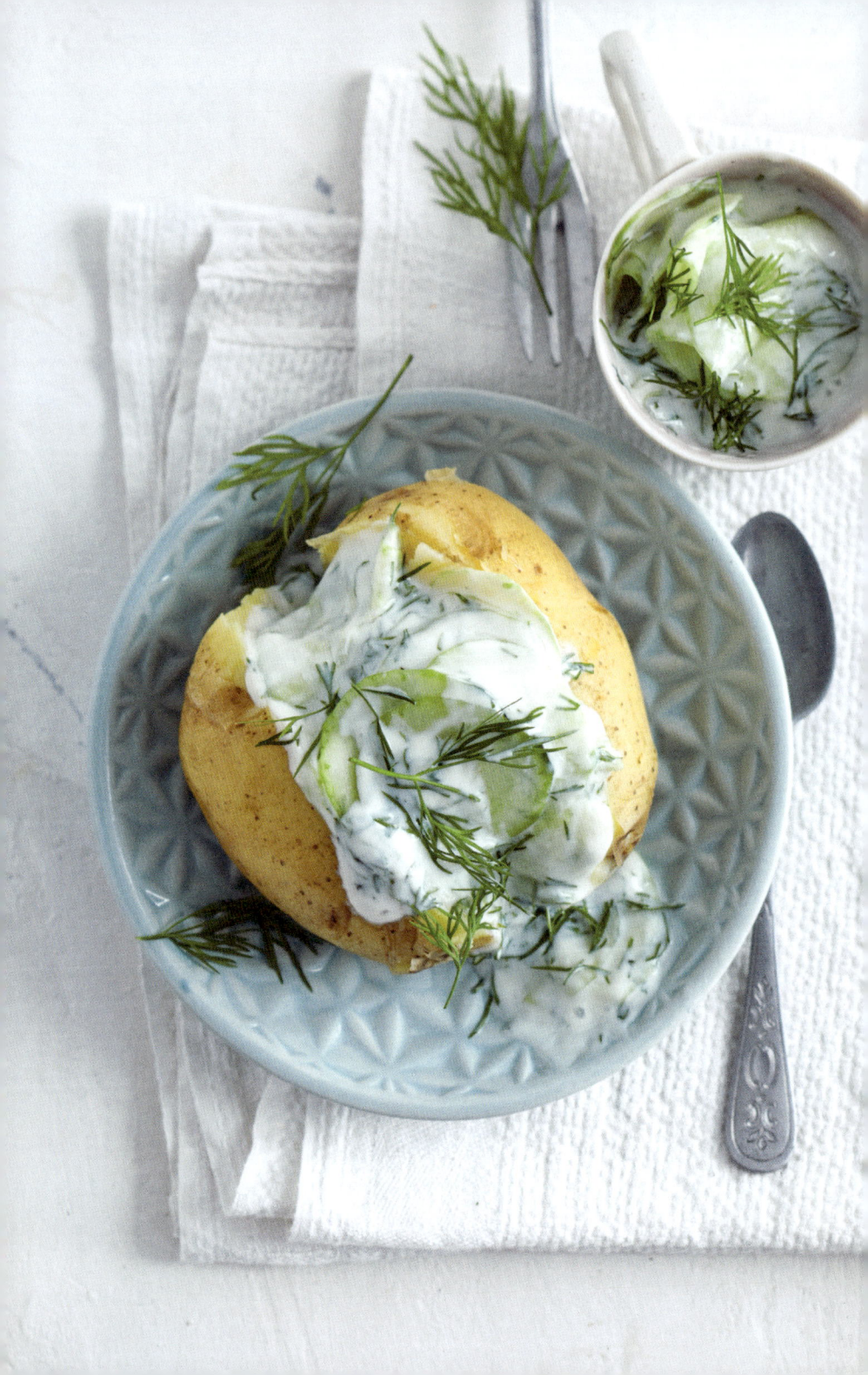

OFENKARTOFFEL MIT ZAZIKI

Für 1 Portion / Zubereitungszeit: 50 Minuten

Zutaten:

1 große mehligkochende Kartoffel
½ Salatgurke
½ Knoblauchzehe
1 Zweig Dill
150 g Sojajoghurt
1 TL weißer Balsamico-Essig
weißer Pfeffer aus der Mühle

Zubereitung:

Backofen auf 200 °C vorheizen. Kartoffel gut waschen, in Backpapier einwickeln und im Ofen ca. 40 Minuten garen. Für das Zaziki die Salatgurke schälen und in dünne Scheibchen hobeln. Knoblauch schälen, halbieren und durch die Knoblauchpresse drücken. Dill waschen, trocken tupfen, die Spitzen fein hacken. Sojajoghurt cremig aufschlagen, den Balsamico-Essig unterrühren, Gurkenscheibchen, Dill und Knoblauch dazugeben und mit Pfeffer würzen. Die fertig gegarte Kartoffel auf einen Teller geben, längs einschneiden und das Zaziki einfüllen oder daneben anrichten.

Reistag

Der Reistag bringt ähnlich viel wie ein Kartoffeltag, nur ist Reis ein eher kühlendes Getreide, wächst er doch ausschließlich in heißen Ländern, wo Kühlung nottut. Ein Reistg ist also noch idealer im Sommer als ein Kartoffel- oder Möhrentag, aber nicht für den nordeuropäischen Winter geeignet. Reis- oder Kartoffeltage bringen in Bezug auf Gewichtsentlastung weniger als Rohkosttage mit Karotten oder Salat. Das hat neben der Zubereitung (Öle!) auch mit dem sogenannten glykämischen Index (GI) – also der Wirkung eines kohlenhydrathaltigen Lebensmittels auf den Blutzuckerspiegel – zu tun, der etwa bei gekochten stärkehaltigen Karotten viel höher ist als bei rohen. Bei einem Tag ist das irrelevant, bei dreien aber doch schon merkbar.

Weder Reis noch Kartoffeln enthalten Klebereiweiß (Gluten), und so sind sie selbst bei Zöliakie oder dem Gehirn zuliebe empfehlenswert. Im selben Sinne wären Hirse und Mais, Amarant und Quinoa für einzelne Tage geeignet. Mein besonderer Favorit ist Buchweizen.

INFO **Buchweizen** gehört botanisch zu den Knöterichgewächsen und kann nachweislich erhöhten Blutdruck senken sowie den Zuckerspiegel stabilisieren. Außer im Namen enthält er keinerlei Weizen. Sein nussiger Geschmack macht dieses Lebensmittel zu einer Lieblingszutat in der internationalen Küche. Für Diabetiker besonders günstig ist der Inhaltsstoff Chiro-Inositol, der den Blutzuckerspiegel senkt. Außerdem enthält Buchweizen dreimal so viel Lysin wie andere Getreidesorten. Lysin sorgt für eine bessere Kalziumeinlagerung in den Knochen, wirkt antidepressiv und schützt die Gefäße. Darüber hinaus enthält Buchweizen reichlich Vitamin E und B1 beziehungsweise B2, Kalium, Eisen, Kalzium, Magnesium sowie Kieselsäure.

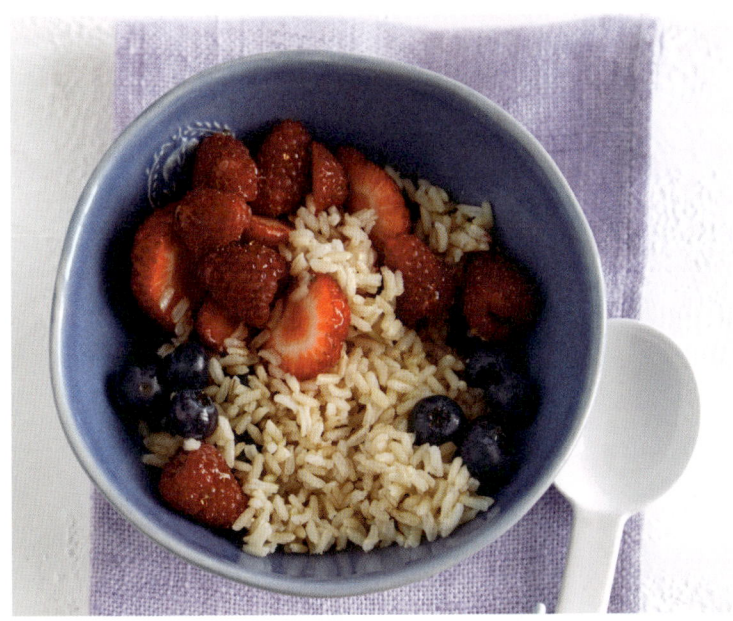

REIS MIT BEEREN

Für 1 Portion / Zubereitungszeit: 15 Minuten

Zutaten:

80 g Vollkornreis

100 g frische Beeren (Erdbeeren, Himbeeren, Heidelbeeren)

2 TL Bio-Zitronensaft

1 TL Apfeldicksaft

Zubereitung:

Den Reis nach Packungsanweisung garen. Die Beeren verlesen und kurz abspülen, trocken tupfen. Einige Beeren mit dem Zitronensaft marinieren. Den gegarten Reis mit Apfeldicksaft süßen und die Beeren unterheben.

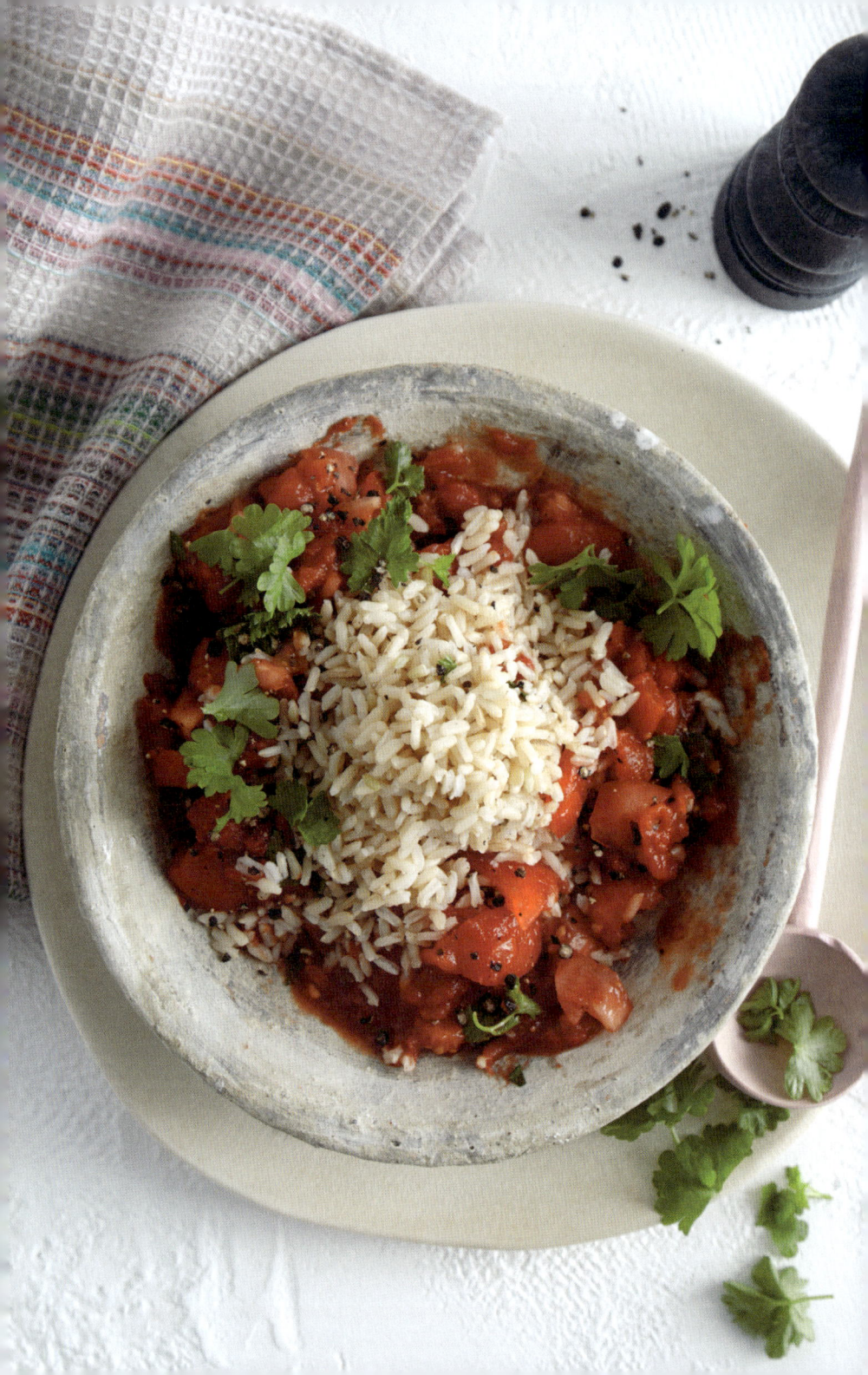

REIS MIT TOMATEN

Für 1 Portion / Zubereitungszeit: 25 Minuten

Zutaten:

100 g Vollkornreis
3 mittelgroße sonnenreife Tomaten
weißer Pfeffer aus der Mühle
2 Stängel glatte Petersilie
4 Basilikumblättchen

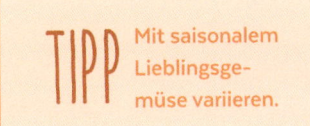

TIPP Mit saisonalem Lieblingsgemüse variieren.

Zubereitung:

Reis nach Packungsanweisung garen. Den Stielansatz aus den Tomaten schneiden. Die Tomaten mit kochendem Wasser überbrühen, kalt abschrecken und die Haut abziehen. Das Fruchtfleisch in Würfel schneiden, dabei den Stielansatz entfernen. In einer Pfanne ohne Fett ca. 5 Minuten schmoren und mit Pfeffer würzen. Nach Geschmack etwas Wasser angießen. Kräuter waschen und trocken tupfen. Petersilienblättchen abzupfen und wie das Basilikum klein zupfen. Kräuter unter die Tomatenwürfel heben. Mit dem Reis anrichten.

REIS MIT APFEL

Für 1 Portion / Zubereitungszeit: 25 Minuten

Zutaten:

50 g Vollkornreis

1 großer säuerlicher Bio-Apfel

1 Gewürznelke

1 TL Bio-Zitronensaft

1–2 TL Apfeldicksaft

1 Prise Zimtpulver

Zubereitung:

Reis nach Packungsanweisung garen. Apfel waschen, entkernen und in kleine Stücke schneiden. Den Apfel in etwas Wasser mit der Gewürznelke und dem Zitronensaft kurz dünsten. Nelke entfernen und die Apfelstückchen unter den gekochten Reis mischen. Mit dem Apfeldicksaft abschmecken und mit Zimt bestreuen.

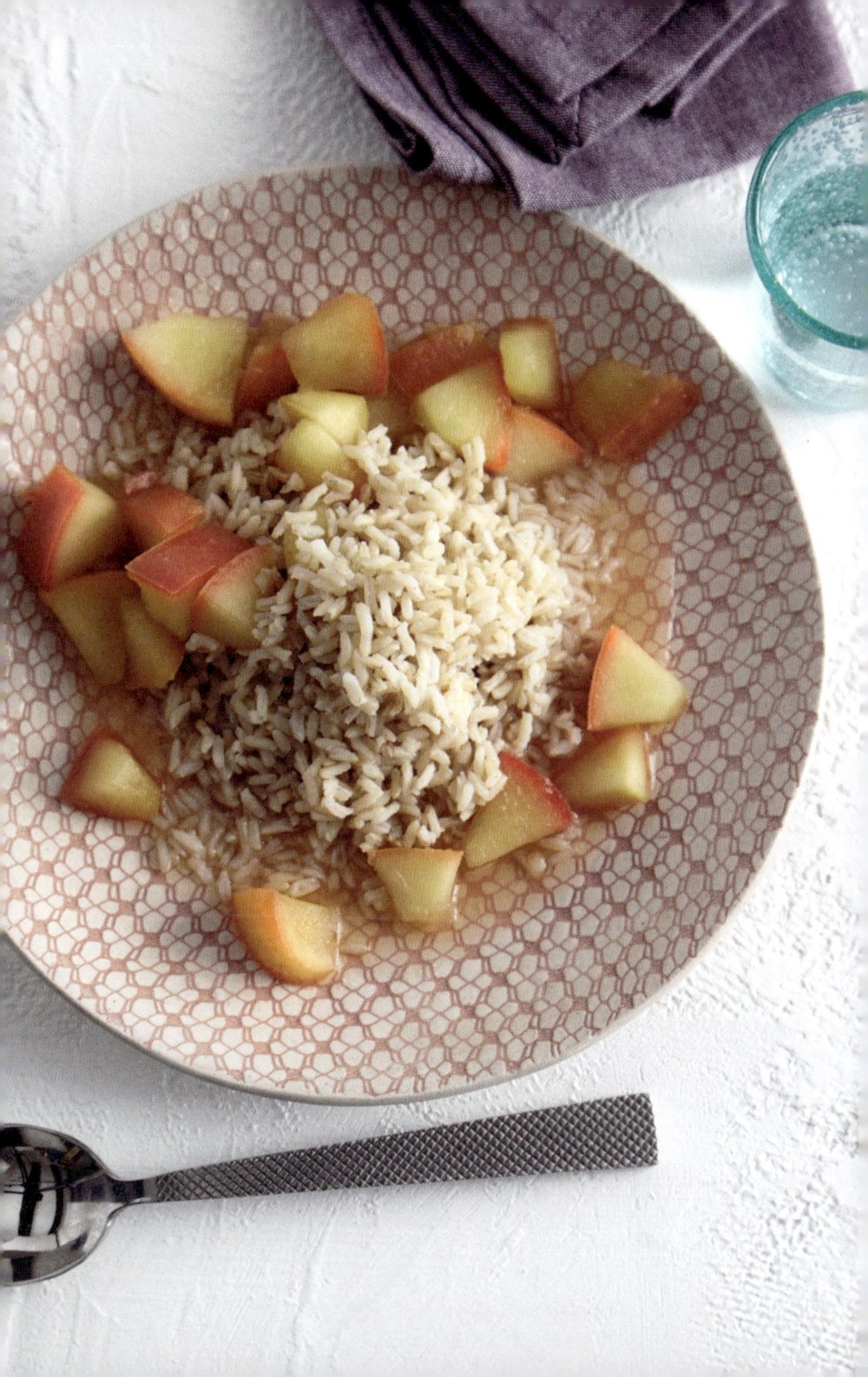

⑥ Die Ballaststoffkur

Aus all den Fastenangeboten könnte man **eine bunte Woche** machen: etwa nach einem gelungenen Karottentag noch einen anhängen, dann auf einen Salattag setzen und auch diesen nochmals wiederholen. Anschließend einen Papayatag machen als spezielle Regenerationskur für sein Verdauungssystem und an diesen einen **Kokosnusstag** anschließen. Denn auch von dieser Wundernuss gibt es viele angenehme Varianten zu essen, zu trinken, zu genießen. Man kann ihr hartes Fleisch knabbern, ihr junges weiches Fleisch genießen, sie geraspelt essen oder ihre Milch trinken. Wem das zu exotisch ist, der kann zum Beipiel einen Smoothie-Tag nachschieben und sich dabei weitgehend auf Grünzeug beschränken und die Exotik auf eine Banane reduzieren, die uns schon kaum noch als fremd auffällt.

TIPP

VORSCHLAG FÜR EINE ROH-KOST-FASTEN-WOCHE

- 2 Karottentage
- 2 Salattage
- 1 Papayatag
- 1 Kokosnusstag
- 1 Obst- oder Beerentag

Früchte mit gesundem Ballast

Anschließend ließe sich gerne noch ein **Obsttag** anhängen etwa mit Birnen und Äpfeln. Allein **Äpfel** lassen sich in so vielen Varianten genießen. Gerieben und geraspelt werden sie durch den Pektinreichtum ihrer Schale zum Geliermittel und damit zugleich zum Entgiftungsschlager. Sie lassen sich aber auch als Mus und Schaum zubereiten, zu Saft pressen und einfach so knackig und frisch vom Baum genießen. Auch **Beerentage** sind himmlisch, besonders wenn wir die kleinen Schätze selbst sammeln gehen und die Himbeeren, Brombeeren und Heidelbeeren direkt vom Strauch essen. Letzteres beinhaltet gleich noch ein Bewegungs- und Demutsprogramm, denn für Heidelbeeren und etwa auch Walderdbeeren müssen wir uns ständig bücken. Sich für sein Essen zu bewegen und sich darum zu bemühen, ist eine uralte und auch sehr stimmige Erfahrung. Zugleich entsteht so auch wieder mehr Respekt für alle diejenigen, die normalerweise unsere Kost beschaffen, anbauen und ernten.

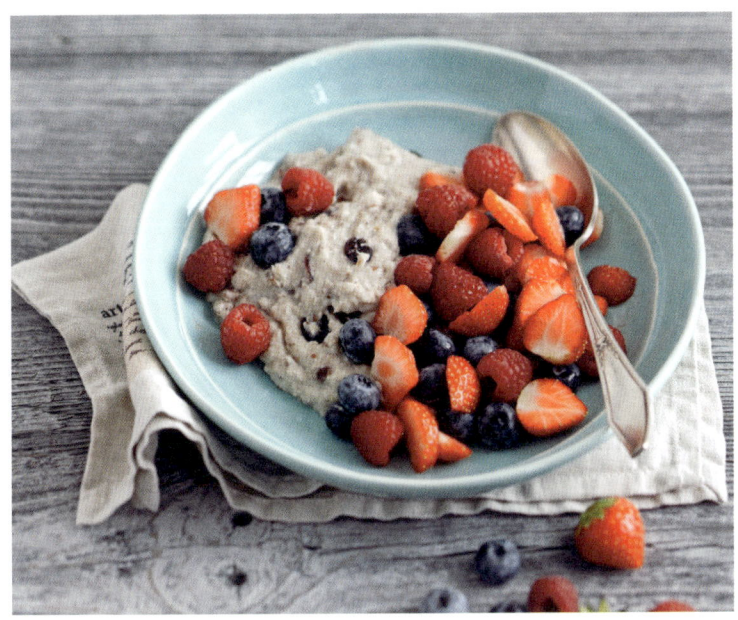

PORRIDGE MIT FRÜCHTEN

Für 1 Portion / Zubereitungszeit: 10 Minuten

Zutaten:

150 ml ungeüßter Mandeldrink
1 Prise Vanillepulver
1 TL Apfeldicksaft
4 EL Buchweizenflocken
1 EL geschroteter Leinsamen
1 EL getrocknete Cranberrys
150 g frische Früchte oder Beeren

Zubereitung:

Mandeldrink mit Vanille und Apfeldicksaft zum Kochen bringen. Flocken, Leinsamen und Cranberrys einrühren und ca. 2 Minuten köcheln lassen. 5 Minuten ausquellen lassen. Porridge durchrühren, in eine Schüssel geben und mit dem Obst anrichten.

BUCHWEIZEN MIT ZUCCHINIGEMÜSE

Für 1 Portion / Zubereitungszeit: 30 Minuten

Zutaten:

50 g Buchweizen
¼ l Bio-Gemüsebrühe
1 Prise gemahlener Koriander
1 Lorbeerblatt
Steinsalz, schwarzer Pfeffer
aus der Mühle
1 Zucchini
1 Stängel frische Minze
etwas Olivenöl
½ EL Bio-Zitronensaft

Zubereitung:

Buchweizen in einer trockenen Pfanne rösten, bis er zu duften beginnt. Gemüsebrühe mit dem Koriander zum Kochen bringen. Buchweizen und Lorbeerblatt zugeben. Zugedeckt bei schwacher Hitze ca. 20 Minuten ausquellen lassen. Mit etwas Salz und frischem Pfeffer abschmecken, Lorbeerblatt entfernen. Zucchini waschen, putzen und in Scheiben schneiden. Minze waschen, trocken tupfen und die Blättchen abzupfen. Etwas Olivenöl erhitzen, die Zucchinischeiben darin von beiden Seiten kurz anbraten. Zitronensaft hinzufügen und alles mit wenig Salz und frischem Pfeffer abschmecken. Die Minzeblättchen untermischen und das Gemüse zum Buchweizen servieren.

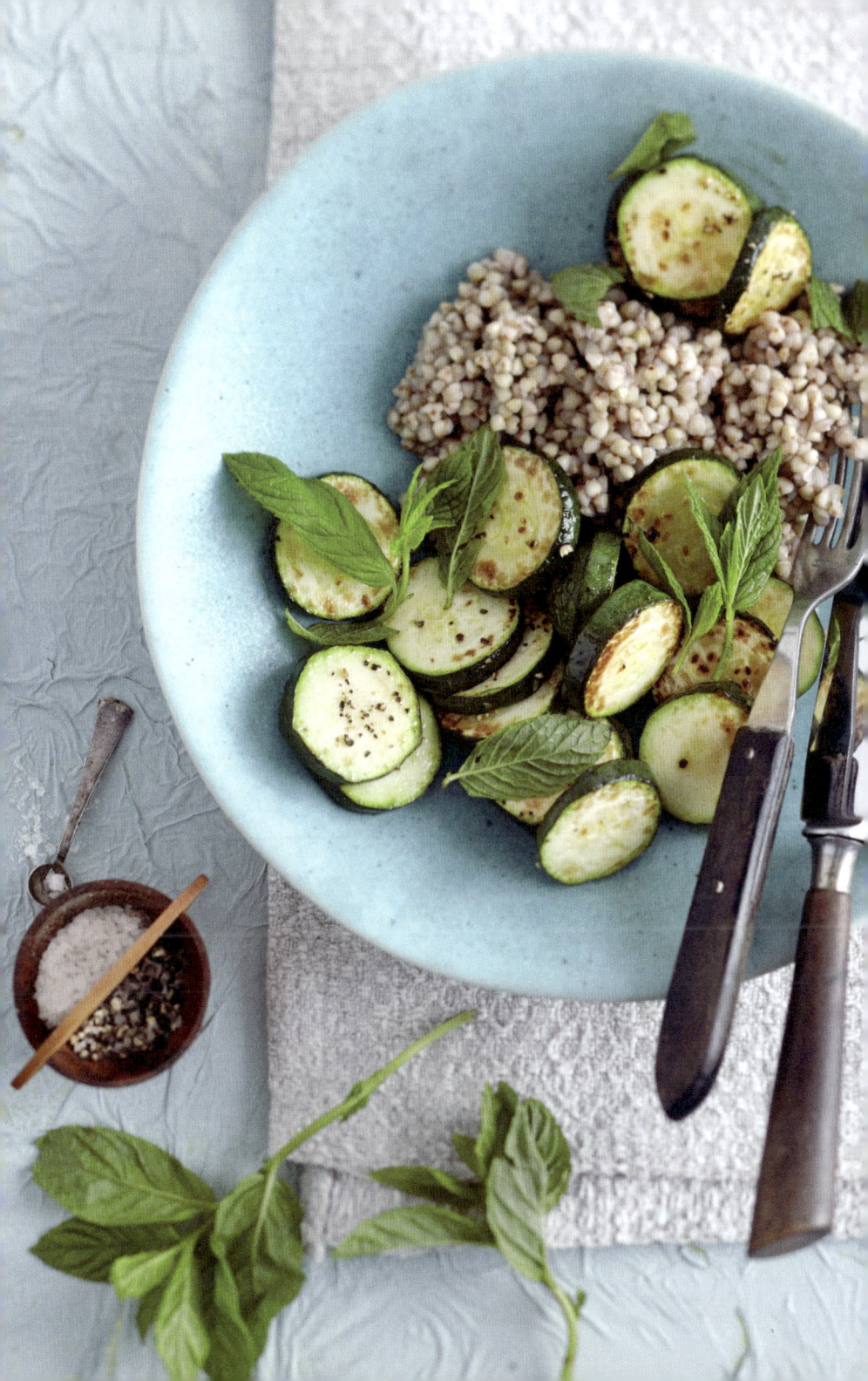

❼ Organentlastungstage

Wer einem einzelnen Organ speziell etwas Gutes will, findet auch dazu viele Fastenmöglichkeiten, die ich hier kurz vorstelle. Allerdings wäre es dafür durchaus sinnvoll, im Hintergrund einen erfahrenen Therapeuten für solche Anwendungen zu haben, den man vor allem bei längerer zeitlicher Ausdehnung jederzeit um Rat fragen kann. Auch von wissenschaftlicher Seite bekommen wir hier grundsätzliche Unterstützung, denn viele Studien mit Kalorienrestriktion zeigen eine deutliche **Lebensverlängerung** und die zunehmende Fähigkeit der Teilnehmer, mit chronischen Krankheitsbildern fertig zu werden. Solche Tage lassen sich noch gut durch zum entsprechenden Organ beziehungsweise Funktionskreis passende Qigong- oder Yogaübungen ergänzen, wobei auch alle Tai-Chi- oder Gymnastikübungen, aber auch Spaziergänge besser als keine Bewegung sind.

Herzentlastungstage

Eine Übersicht über zahlreiche wissenschaftliche Studien zum Fasten wurde 2007 in The American Journal of Clinical Nutrition veröffentlicht. Zusammenfassend wurde festgestellt, dass Fasten beziehungsweise Kalorienreduktion ein effektiver Weg ist, das Risiko von Herz-Kreislauf-Problemen und Krebs zu reduzieren. Es zeigte sich obendrein eine signifikantes Potenzial, Diabetes Typ 2 zu behandeln. Schon viel früher hatte die American Heart Association eine **Gemüsesuppe** vorgeschlagen, die ich zu unserer Fastenwandersuppe weiterentwickelt habe. Mit ihr ergibt sich eine sehr schonende und mit Gewinn nicht nur fürs Herz auch in Eigenregie durchführbare Kur. Es lohnt sich, auf sie genauer einzugehen, weil sie – selbst wenn man schon ziemlich angeschlagen ist – noch große Chancen bietet. Dabei handelt es sich natürlich auch nur um eine Teilfastendiät, denn es kann ja beliebig viel Gemüsesuppe während des Tages gegessen werden und diese ist auch durch Gewürze sehr geschmackvoll. Salz ist unbedingt zu vermeiden, da es den Entwässerungseffekt zunichtemachen würde.

Der Trick bei dieser Suppe ist die Zusammenstellung der Gemüse, deren Aufschließung fast genauso viele Kalorien verbraucht, wie aus der Suppe zu gewinnen sind. So hat man das Gefühl, genug zu essen zu bekommen, und kalorisch läuft es doch fast auf ein Nullsummenspiel hinaus, bei dem tatsächlich schon eine Art kaschiertes Fasten stattfindet. Da Kohl die Grundlage für dieses Basisgericht ist, wird auch oft von Kohlsuppen-Diät gesprochen. Ich nenne sie Minestrone (siehe nächste Seite), da das nicht nach Diät klingt, sondern nach italienischem Lebens- und Gemüsegenuss.

Suppengenuss mit Fasteneffekt

Die Suppe darf große Gemüsestücke enthalten, eben wie das Original, aber auch püriert werden. Das bringt Abwechslung ins Spiel, und so kann sie auch leicht auf Wanderungen oder Ausflüge in einer Thermosflasche mitgenommen werden. Täglich unterschiedlich gewürzt und sogar farblich variiert wie bei unseren Fastenwanderwochen, kann sie der Seele etwas bieten, wenn der Körper schon so ziemlich leer ausgeht. Wer wandert und sich viel bewegt, sollte natürlich zusätzlich viel gutes Wasser und gegebenenfalls auch (Kräuter-) Tee trinken.

Auch für längere Fastenzeiten

Dieses Suppenregime kann auch länger als eine Woche andauern und ist ideal zur Gewichtsabnahme. Insbesondere wenn der Körper zusätzlich noch durch Bewegung gefordert wird. Die Teilnehmer unserer Fastenwanderkurse nehmen nicht nur fastend ab, sondern bauen zugleich durch die körperliche Aktivität Muskeln auf. Unter dem Strich betrachtet verschwindet somit Fettgewebe und wird durch mehr fettverbrennende Muskulatur ersetzt, ein Effekt, der vielen sehr entgegenkommt.

Fasten ohne Hungern

Das Gemüsesuppefasten hat gegenüber dem Nullfasten einige Vorteile: Es lässt praktisch keine Hungergefühle aufkommen, bedarf keiner vorhergehenden Darmreinigung per Einlauf oder Glaubersalz, da ja ständig Ballaststoffe und auch ausreichend Flüssigkeit aufgenommen werden und für Stuhlgang sorgen. Außerdem braucht es natürlich anschließend an das Suppenfasten keinen speziellen Ernährungsaufbau, da ja die ganze Zeit gegessen wird. Obendrein handelt es sich natürlich auch um vegane und glutenfreie Kost. Insbesondere das Herz wird so gefördert.

MINESTRONE

Zutaten:

2 weiße Zwiebeln
1 Stange Lauch
1 EL Olivenöl
1 EL gelbes Currypulver
1 TL gehackter Kümmel
1 Kopf Weißkraut
1 grüne Paprikaschote
6 Karotten
300 g Stangensellerie
400 g grüne Bohnen
3 Würfel Bio-Gemüsebrühe
2 Lorbeerblätter
1 kleine getrocknete Chilischote
Zitronengras nach Belieben
300 g Strauchtomaten
klein gehackter Koriander und
Petersilie, Bohnenkraut
schwarzer Pfeffer aus der Mühle

Zubereitung:

Zwiebeln schälen, Lauch waschen, beides in dünne Ringe schneiden und in Öl in einem großen Topf andünsten. Mit Curry würzen, Kümmel dazugeben, mit etwas Wasser ablöschen und kurz köcheln lassen. Weißkraut waschen, vierteln, Strunk entfernen und in Streifen schneiden. Paprika halbieren, entkernen, waschen und würfeln. Karotten putzen und in Scheiben, Stangensellerie in kleine Stücke schneiden. Bohnen putzen und in Stücke schneiden. Gemüse zu den Zwiebeln geben und mit 2½ l kochendem Wasser aufgießen. Gemüsebrühe, Lorbeerblätter, gehackte Chili und nach Belieben Zitronengras dazugeben und aufkochen. Hitze reduzieren und ca. 10 Minuten köcheln, bis das Gemüse bissfest ist. Tomaten mit kochendem Wasser übergießen, kalt abschrecken und die Haut abziehen. Tomaten klein schneiden, dabei Strunk entfernen. In den letzten 5 Minuten mitkochen. Kräuter in die Suppe geben und mit Pfeffer würzen. Lorbeer und Zitronengras entfernen.

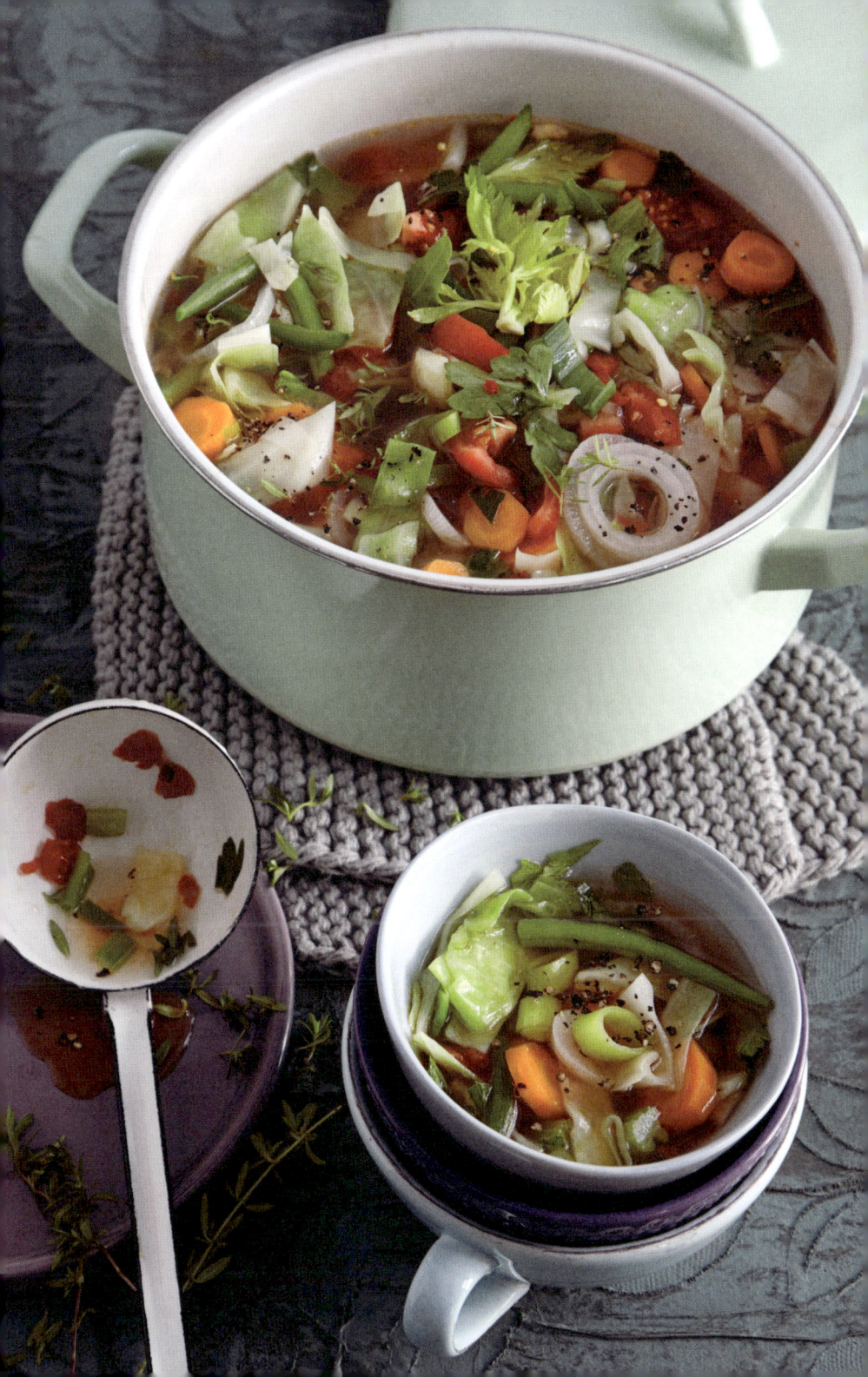

Was dem Herzen noch guttut

Außerdem gibt es natürlich Herz-Kreislauf-Tees und Naturheilmittel, die die Herzkraft steigern wie den **Weißdorn** (Crataegus), das **Maiglöckchen** (Convallaria) und natürlich den **Fingerhut** (Digitalis). An Letzterem in Form des millionenfach verschriebenen Herzglykosids der Schulmedizin sieht man allerdings schon, wie hier die Dosis das Gift macht. Auch von Weißdorn und Maiglöckchen kann man schnell zu viel erwischen. Insofern seien diese Mittel nur in Zusammenarbeit mit Therapeuten empfohlen, die sich damit auskennen.

Werden die Bewegungsprogramme noch durch weitere moderate Aktivitäten im Sauerstoffgleichgewicht begleitet, etwa durch Waldläufe, Schwimmen, Fahrradfahren, Skilanglauf im klassischen Stil, Bergwandern und dergleichen, sind die Ergebnisse natürlich noch besser.

Blutregenerationstag(e)

Auch hierzu kann die neuere US-Schulmedizin einiges belegen. So wissen wir inzwischen wissenschaftlich verbürgt, dass sich bei über längere Zeit fastenden Patienten die **weißen Blutkörperchen** reduzieren, was daran liegt, dass Fasten alte und beschädigte Immunzellen abtötet und anschließend für die Produktion neuer, gesunder Abwehrzellen sorgt. Beim Fasten wie beim Hungern versucht der Organismus, Energie zu sparen, und einer der Mechanismen ist das Recycling jener Immunzellen, die nicht gebraucht werden, besonders der beschädigten.

TIPP **DAS FASTEN BEGLEITEN**
Mindestens genauso wichtig sind begleitende Programme für die Seele wie auf meiner CD **Herzensprobleme** (siehe Anhang ab Seite 124). Diese lassen sich idealerweise mit der Einführung eines Mittagsschlafs, oder eben noch besser, regelmäßiger Tiefenentspannung kombinieren. Konsequenter regelmäßiger Mittagsschlaf senkt das Herzinfarktrisiko bei Männern um über 50 Prozent, siehe **Von Mittagsschlaf bis Powernap** (siehe Anhang).

Diese Art von Erneuerung der Abwehrfraktion des Blutes ist aber nicht die einzige positive Veränderung beim Fasten. Der Entdecker des Zusammenhangs zwischen Fasten und seinen positiven Auswirkungen auf Krebs, Dr. Valter Longo, sagte im Zusammenhang mit Blut ganz allgemein und überrascht: „Wir konnten nicht voraussehen, dass verlängertes Fasten solch einen bemerkenswerten Effekt auf die stammzellbasierte Regeneration des blutbildenden Systems haben würde."

Was Sie noch für sich tun können

Die positive Wirkung von Blutreinigungstees ist in der Volksmedizin bekannt und jeder Frühling bietet wundervolle Gelegenheit, mit **Brennnesseltee** und -salaten dieser marsischen Energie neue Schubkraft zu verleihen. In Fastenzeiten sorgen sie für ideale Synergien, da Fasten ganz natürlich für Bluterneuerung sorgt, wie die Naturheilkunde schon immer ahnte und die Wissenschaft nun weiß.

Ausreichendes Trinken von viel gutem Wasser ist natürlich auch wichtig, um das Blutvolumen aufzufüllen und in Schwung zu halten. Besonders die **Smoothies** (siehe Seite 40) bieten sich hier an, um im Frühjahr die ganze Frische der Natur mit der Überfülle an Lebensenergie für die Frühjahrskur richtig aufzuschließen.

Zusätzlich kann ein Programm wie Entgiften – Entschlacken – Loslassen die drei Ebenen von Körper, Seele und Geist zusammenbringen und den neuen Kräften des Frühlings auch im eigenen Blut leichter zum Durchbruch verhelfen (siehe Anhang ab Seite 124). Denn nicht umsonst spricht man ja von Frühlingsgefühlen.

Leberentlastungstag(e)

Ein Leberhilfsprogramm der milden, aber sehr wirksamen Art sei hier skizziert, wobei Fasten an sich schon das entscheidende Moment der Regeneration für die Leber darstellt. Die hier gemachten Vorschläge sind ideal mit den anderen Fastenvarianten in diesem Buch kombinierbar und umso wirksamer, je mehr diese in Richtung Nullfasten gehen.

Die Leber ist unser stoffwechselaktivstes und von daher auch wärmstes Organ, dessen Temperatur ein Grad über der des übrigen Körpers liegt. Mit dem guten alten **Leberwickel** können wir der Leber sogar zu noch mehr Energie verhelfen.

Dazu würde für die Seele ideal das **Meditationsprogramm** Leberprobleme passen (siehe Anhang). Tatsächlich löst der Leberwickel häufig seelische Stimmungsphänomene aus, denn die Leber ist eng mit der Lebensstimmung verbunden. Ausdrücke wie Choleriker, also Galliger, deuten das an. Chola ist die Galle, die von der Leber produzierte Flüssigkeit. Der Melancholiker mit seiner dunklen (Lebens-)Stimmung ist folglich der Schwarzgallige. Anderen läuft die Galle über, wieder andere spucken Gift und Galle, und manche sind grün vor Ärger, der Farbe der Gallenflüssigkeit. Es ist also gut möglich, mit dem Leberwickel nicht nur eine körperliche, sondern auch seelische Entgiftung zu erleben und danach mit entsprechender Stimmung zu erwachen.

Dann ist es wichtig, sich nach kurzer Orientierung klar zu machen, dass es sich um eine aufgestaute Stimmung handeln muss, die nichts mit dieser Lebensphase zu tun, aber besser jetzt kurmäßig aus der Leber hervorgelockt wird, als sie weiter zu stauen. Denn dann könnte sich nämlich irgendwann aus der Schwarzgalligkeit eine richtige Depression entwickeln.

Die Leber stärken

Unterstützen lässt sich der Wickel durch entsprechende **Lebertees,** die den meisten nicht (gut) schmecken, aber der Leber sehr bekommen. Sie liebt bittere Kräuter wie den **Löwenzahn** (Taraxacum), die **Mariendistel** (Carduus marianus) oder das **Schöllkraut** (Chelidonium). Ein bis zwei Tassen guten Lebertees können eine gute Synergie mit dem Wickel und den geführten Meditationen schaffen.

Überhaupt sind **Bitterstoffe** ein Segen für die Leber. Also könnte ein passendes Salatprogramm mit viel Löwenzahn hier ebenfalls wundervoll unterstützen. Auch die **Smoothies** (siehe Seite 40) passen hierher.

Selbst wenn es dem Gedanken der klassischen Homöopathie widerspricht, hat es sich bewährt, die beiden Mittel **Chelidonium C30** und **Carduus marianus D12** während einer Leberkur einzunehmen, das erste wöchentlich, das zweite täglich.

Leberwickel – so wird's gemacht

- Eine Gummi-Wärmflasche wird mit heißem, aber keinesfalls kochendem Wasser gefüllt und anschließend mit Daumen und Mittelfinger in der Mitte zusammengedrückt, bis einiges Wasser wieder ausfließt. Dabei wird sie mit dem Stopfen verschlossen, sodass sichergestellt ist, dass sie ganz gefüllt ist, sich aber trotzdem nur schlapp gefüllt anfühlt. Das ist wichtig, damit sie sich dem rechten Rippenbogen gut anschmiegen kann. Die Leber ist dort, wo viele die Lunge vermuten: rechts unter den Rippen. Würde sie noch unterhalb des Rippenbogens hinabreichen, wo sie oft vermutet wird, wäre das schon ein massives Krankheitszeichen.

- Ein normales, zu einem Drittel warm angefeuchtetes Handtuch wird auf den rechten Rippen platziert.

- Nun packt man die Wärmflasche darauf und sich selbst ins Bett. Die übrigen zwei Drittel des Handtuchs kommen oben darüber, um eine trockene Barriere gegen die Bettdecke zu bilden.

- Und jetzt wird – mindestens eine halbe Stunde oder auch länger – geruht.

Gehirn- und Nervenentlastungstag(e)

Mit Grüntee und griechischem Bergtee lässt sich unter anderem, laut dem deutschen Molekulargenetiker und Arzt Dr. Michael Nehls, Alzheimer vorbeugen. Außerdem könne eine sehr kleines Glas Rotwein am Abend nutzen. Und das Schönste: Er belegt das im Buch Alzheimer ist heilbar mit wissenschaftlichen Studienergebnissen. Auch Schokolade zum Trinken und Essen empfiehlt er, sofern sie über 85 Prozent Kakao enthält. Am hoffnungsvollsten ist aber das Ergebnis der US-Gehirnforscher, dass Fasten die **Produktion neuer Nervenzellen aus Stammzellen** im Hippocampus stimuliert. Alzheimer entsteht aber an erster Stelle durch die Wachstumshemmung und Rückbildung in diesem Hirnareal, das für die Erinnerung zuständig ist. Bezüglich der Nerven können wir es uns auch richtig gut gehen lassen. Mir fallen dabei sofort wundervolle Kakao-Smoothies und Schoko-Nibs direkt aus Kakaobohnen (siehe Seite 88) ein, die ich geschmacklich von ganzem Herzen empfehlen kann, auch wenn sie vor allem dem Nervenkostüm nutzen.

Fasten schützt das Gehirn

In Bezug auf Fasten und Nervensystem bieten sich zahlreiche wissenschaftliche Studienbelege von US-Neurowissenschaftlern an. Sie belegen, wie gut Fasten allgemein fürs Gehirn ist, beschreiben aber auch die dadurch ausgelösten hilfreichen neurochemischen Veränderungen. Fasten verbessert konkret die kognitive Funktion, das Nervenwachstum, erhöht die Stressresistenz und reduziert Entzündungen. Kinder mit **Epilepsie** senken durch Kalorienreduktion ihre Anfallsfrequenz deutlich. Wider alles Erwarten der Forscher erhöht Fasten auch die Proteinproduktion im Gehirn und dadurch jene Faktoren, die das Wachstum der Nervenzellen und ihrer Verknüpfungen (Synapsen) fördern.

Umstellung auf Ketonstoffwechsel

Belegt ist seit Langem die beim Fasten zunehmende Produktion von Ketonen. Für die Ernährung der Nervenzellen bei Alzheimer ist das ein wahrer Segen, da sich diese in einer weitgehenden Insulinresistenz befinden, die schon als Typ-III-Diabetes bezeichnet wurde.

Fasten erhöht obendrein auch noch die Mitochondrienzahl in Nervenzellen, also die der zelleigenen Energiekraftwerke, wohl weil es anfangs deutlichen Energiemangel in den Zellen heraufbeschwört. Durch die Erhöhung der Zahl der Zellkraftwerke in den Neuronen erhöht Fasten die Fähigkeit, zu lernen und sich Dinge zu merken. Bewiesen ist weiterhin, wie intermittierendes Fasten, also Kurzzeitfasten, die Fähigkeit von Nervenzellen fördert, ihr Erbgut (DNS) zu reparieren.

Stammzellen erneuern sich

Forscher der University of Southern California belegten darüber hinaus, wie verlängerte Fastenzyklen gegen Schäden des Immunsystems schützen und seine Regeneration veranlassen. Daraus schlossen sie, Fasten versetze Stammzellen aus einem schlafenden in einen Zustand von Selbsterneuerung. Fasten fördert also wohl generell die stammzellenbasierte Zellregeneration von Organen und Geweben. Natürlich gibt es auch spezielle **Nerventees** und eine Menge von meditativen Exerzitien, die dem Nervenkostüm zugutekommen von Tai-Chi über Qigong bis zu Kontemplationsübungen.

Am wichtigsten aber sind Kalorienreduktion und bewusstes Fasten über längere Zeiträume. Wobei auch die intermittierenden Fastenmethoden hier erstaunlich positive Auswirkungen zeigen.

TIPP

STARKE NERVEN DANK GRÜNER SMOOTHIES
Durch ihre aufgeschäumte Leichtigkeit und Beimischungen aus süßen (Lieblings-)Früchten entwickeln **Smoothies** geradezu venusische Qualitäten. So geben sie dem Morgen schon einen Anflug bezaubernder Stimmung, die an die schaumgeborene Liebes- und Friedensgöttin Venus/Aphrodite erinnert. Je mehr Grün in ihnen steckt, desto mehr ist über **Magnesium** der innere Frieden starker Nerven angesprochen. Je mehr Süße von reifen Früchten, desto mehr klingt die süße Liebe zum Leben(sgenuss) an. Ein **Smoothie-Morgenprogramm** (Rezept Seite 40) lässt sich auch wundervoll mit anderen Fasteneinstiegen verbinden und ist in jedem Fall eine Bereicherung.

KOKOS-SMOOTHIE MIT KAKAO-NIBS

Für 1 Portion / Zubereitungszeit: 5 Minuten

Zutaten:

½ reife Avocado
1 EL ungesüßtes Kakaopulver
125 ml Kokoswasser
125 ml Mandeldrink
5 ungeschälte Mandelkerne
1 Msp. Bourbon-Vanille
1 EL Kakao-Nibs
1 TL Apfeldicksaft nach Belieben

Zubereitung:

Avocado entkernen. Avocadohälfte schälen, das Fruchtfleisch in Stücke schneiden und mit den anderen Zutaten, außer den Kakao-Nibs, in einen Hochleistungsmixer füllen. Cremig pürieren, nach Belieben mit Apfeldicksaft abschmecken und zuletzt die Nibs einrühren beziehungsweise darüber streuen.

TIPP

Anstatt der Avocado können Sie auch nach Geschmack ½ reife Banane verwenden.

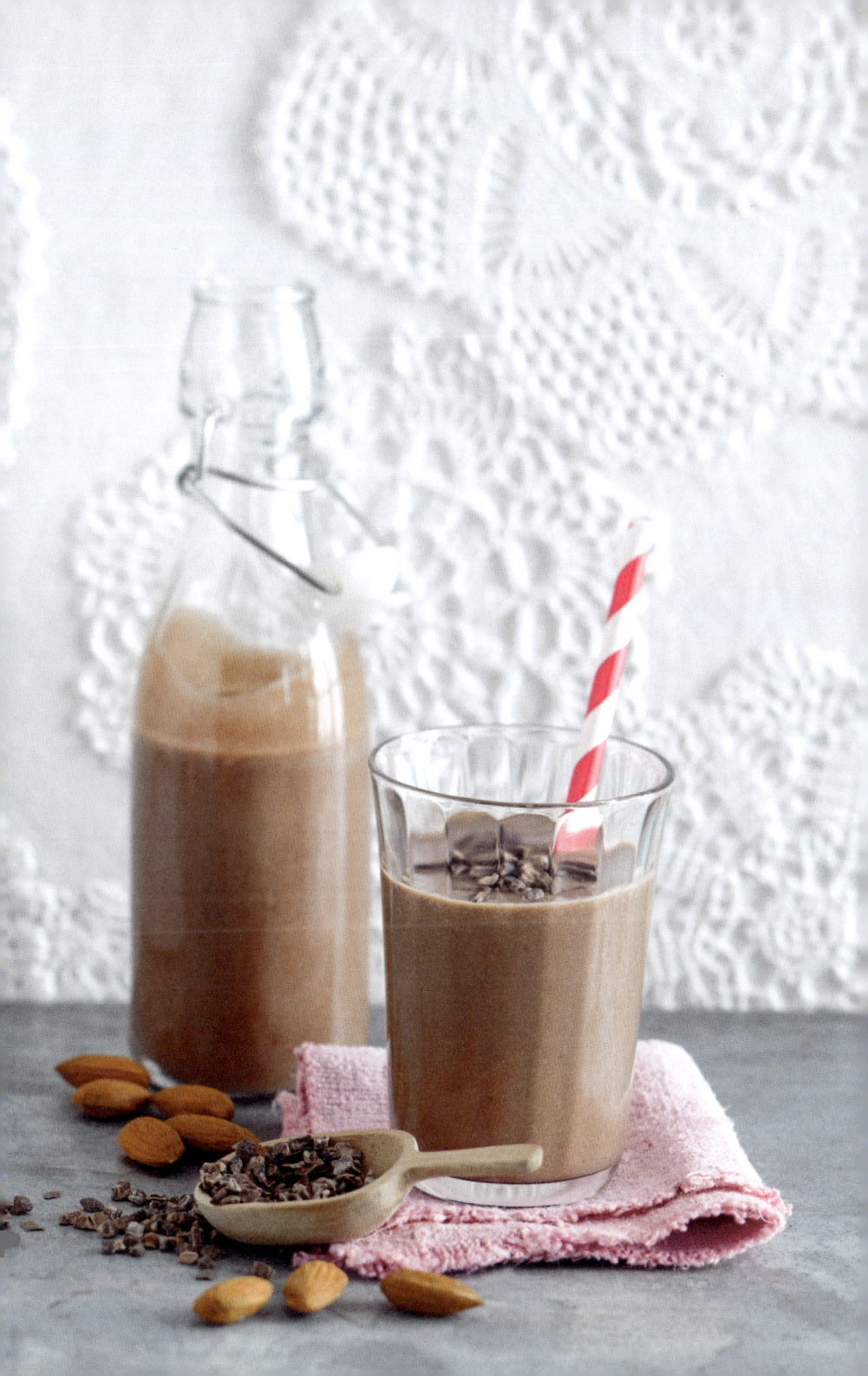

Nierenentlastungstag(e)

Die Nieren sind beim Fasten nur entlastet, wenn wir wirklich reichlich trinken. Bekommen sie zu wenig Wasser – wie bei den meisten modernen Hochleistungstypen – müssen die Nieren ebenfalls in den Hochleistungsmodus und den Urin hoch konzentrieren. Das bedeutet eine Menge harte Arbeit für sie und kann auf lange Sicht überlasten. Insofern dienen alle Tage mit reichlich Flüssigkeitszufuhr schon ihrer Entlastung.

Wichtig: viel trinken

Werden die Nieren richtig gut durchgespült, tut ihnen das so gut wie jedem Filtersystem. Natürlich sind sie viel mehr für uns, aber doch auch ein genialer Doppelfilter. Außerdem sind sie dann gut in der Lage, alle im Blut kreisenden Stoffe und Mineralien in Umlauf zu halten. Ansonsten drohen diese auszufallen, was auf Dauer zu Nierengrieß oder -steinen führen kann. Natürlich gibt es auch hier **Nieren-Blasen-Tees** mit den entsprechend nierenanregenden beziehungsweise diuretischen Kräutern wie **Juniperus.** Bei allen Fastenübungen ist darauf zu achten, dass bis auf den Morgenurin alle Urinfraktionen hell bis wasserhell sein sollten.

Von seelischer Seite gehören alle Themen der Partnerschaft und Beziehung in diesen Themenbereich, und so bieten CDs wie Partnerbeziehungen (siehe Anhang ab Seite 124) gute Unterstützung.

Darmentlastungstage

Voraussetzung für eine Darmentlastung ist ein regelmäßiger täglicher Stuhlgang. Bei Verstopfung ist der Darm und mit ihm der Mensch be- und überlastet. Viele der bisher erwähnten Kuren, angefangen von der Frischwasser-Trinkkur (siehe ab Seite 33), die bei vielen schon allein reicht, um für Ordnung zu sorgen, über die Säfte bis zu ballaststoffreichen Smoothies und der Fastensuppe, fördern die Darmreinigung und sorgen für Entlastung des Verdauungstrakts.

Auch die **Ballaststoff-** und **Basentage** wirken darmentlastend. Ballaststoffe belasten die Verdauung eben gerade nicht, sondern sorgen für Entlastung, nebenbei entgiften und entschlacken sie noch und fördern Loslassen auf körperlicher Ebene.

Neuanfang für eine gesunde Darmflora

Tatsächlich schaffen alle Fastenformen, vor allem wenn sie in Richtung Nullfasten gehen, die Voraussetzungen einer sogenannten Symbioselenkung. Diese ist für viele von typischer Zivilisationskost Lebende, die auch noch zahlreiche Antibiotikabehandlungen hinter sich haben, wirklich mehr als notwendig. Und mit Fasten sind alle Voraussetzungen erfüllt wie nachhaltige Entleerung und Reinigung des Darmtrakts und Loslassen einer unglaublichen Menge von Darmmitbewohnern – wir haben normalerweise zehnmal mehr Bakterien im Darm als Zellen im Körper. Fasten ist folglich die ideale Zeit für einen Neuanfang auch auf dieser Ebene der symbolischen Unterwelt des Körpers. Unter den erheblich ausgedünnten Darmmitarbeitern, den sogenannten Symbionten, gilt es nun, die günstigen zu fördern. Die Notwendigkeit dazu verraten vorherige Darmprobleme wie Blähungen, Verstopfungen und Durchfälle. Inzwischen gibt es zur Unterstützung der Darmflora oder des Mikrobioms eine große Fülle von Empfehlungen.

Die besten Darmschutzmaßnahmen

- Bei uns hat sich unter diesen immer zahlreicher werdenden probiotischen Angeboten mit Abstand am besten das seit Jahrzehnten erfolgreiche **Rechtsregulat** eines bayerischen Apothekers bewährt. Aus besten pflanzlich-vollwertigen Zutaten hat er schon zu einer Zeit, als Bio noch nicht selbstverständlich und das Wort „Mikrobiom" noch gar nicht erfunden war, durch vielfache, sogenannte kaskadenförmige Fermentation eine Mischung gezaubert, die schon ungezählten Verdauungsproblemen den Garaus machte.

- Auch alle **Bewegungsübungen,** die zu vermehrter Atmung führen, wirken sich über die Darmmassage mittels Zwerchfell günstig auf Darmtätigkeit und Stuhlentsorgung aus.

- Parallel zur Darmpflege beim Fasten im übertragenen seelischen Sinn ist das Programm aus Buch und CD Entgiften – Entschlacken – Loslassen (siehe Anhang ab Seite 124) hilfreich. Schließlich will ja nicht nur die Nahrung, sondern auch das Leben verdaut werden.

- Eine wundervolle Darmkur bietet der tägliche Verzehr einer kleinen chinesischen Pflaume namens **Share,** die auch träge Därme beim Fasten, aber auch sonst in Gang und auf Vordermann bringt (www.heilkundeinstitut.at) und nicht selten den Einlauf erspart.

- Bei strengem Fasten ist auch der Einlauf eine zusätzliche gute Hilfe.

Einlauf – so wird's gemacht

- Der Irrigator (aus der Apotheke) ist mit dem dickeren und längeren Endstück zu versehen, indem dieses auf das mit dem Hahn versehene Mittelstück gedreht wird. Der Topf wird mit körperwarmem Wasser gefüllt und ca. in Brusthöhe im Badezimmer aufgehängt.

- Das mit Vaseline am Ende gleitfähig gemachte Endstück wird nun in der demütigen Knie-Ellenbogen-Lage auf einem Handtuch am Badezimmerboden – vorsichtig! – unter Führung des Zeigefingers, der knapp vor dem Kopf des End- oder Po-Stücks liegt, in den Anus eingeführt. Mehrfaches Zusammenkneifen des Schließmuskels hilft beim Fündigwerden. Das Endstück ist ein gutes Stück einzuführen, damit der Schließmuskel es fest umspannt und nicht wieder hinaus drückt.

- Nun den Hahn öffnen, den Bauch entspannen und das reinigende Wasser aufnehmen. Der Schlauch sollte etwas durchhängen, um das Prozedere zu vereinfachen. Wasser fließt durch den hydrostatischen Druck problemlos bergauf, wenn es vorher länger bergab geflossen ist.

- Ist wenigstens ein halber Liter eingeflossen, darf dem Druck bei einem Toilettengang ruhig gleich nachgegeben werden. Auch wenn die erste Portion als fast klares Wasser zurückkommt, wird meist die zweite auch Stuhl mitbringen.

- Der Einlauf ist überhaupt nur nötig, wenn bei strengem Fasten zwei Tage kein spontaner Stuhlgang kam. Das ist heute mit den Möglichkeiten der Smoothies nur noch seltener der Fall.

❽ Kurzzeit- und inter-mittierendes Fasten

Ein Nullfastentag pro Woche

Wer einen ganzen Tag nichts isst, sondern nur Wasser, Tee oder Saft trinkt, beweist damit schon, wie gut er fasten kann. Nach der Nacht sind die körpereigenen Zucker- beziehungsweise Glykogenspeicher bereits erschöpft und der Organismus muss sich auf Eigenbedarfdeckung umstellen. Er lebt ab jetzt vom eigenen Eingemachten, seinen Fettreserven. Je rascher wir auf ketogenen Stoffwechsel umsteigen können, desto problemloser sind die Übergänge für uns. Das heißt, mit jedem Fasteneinstieg gelingt der nächste leichter.

Der optimale Einstieg in die Fastenzeit

Mit einem Fastentag ist bereits der Einstieg geschafft, und tatsächlich weiß schon das Sprichwort, aller Anfang ist schwer, und das dritte der Schicksalsgesetze lehrt, alles liege bereits im Anfang. Die Wissenschaft bestätigt das heute. Wissenschaftsautor Malcolm Gladwell hat ein ganzes Buch darüber geschrieben: Blink. Wer also den Anfang geschafft hat, dem wird auch der Rest gelingen. Und nichts spricht dagegen, sich unter den vielen hier gemachten Angeboten das für einen einfachste und ansprechendste auszuwählen.

Das Plus für Ihre Gesundheit

Natürlich lassen sich auch viele solcher Entlastungstage, statt sie zu einer Fastenwoche aneinanderzureihen, in das eigene Leben einstreuen, oder einen oder zwei in jede Woche. Kalorienreduktion führt bei Säugetieren, zu denen auch der Mensch gehört, zu signifikanter Verbesserung von Lebenserwartung und Gesundheit. **Weniger ist mehr,** ist auf dieser Ebene eindeutig wissenschaftlich belegt.

Von der Studienlage her ist auch bestätigt, dass, wer zweimal pro Woche einen Fastentag einlegt, signifikant sein Risiko für parkinsonsche und alzheimersche Krankheit senkt.

Ein Nullfastentag pro Woche mag auf viele als leichtester Fasteneinstieg wirken, aber das muss nicht der Fall sein. Für viele hängt Essen so stark mit der Stimmung zusammen, dass der positive Wachstumshormoneffekt dem des Verzichts und Mangels deutlich spürbar unterliegt. Wer aber an diesem Tag und besonders gegen sein Ende mit schlechter Stimmung unterwegs ist, tut sich und seiner Mitwelt keinen Gefallen. Da wäre es besser, dem Organismus erst einmal bei einigen längeren Fastenzeiten von etwa einer Woche die Umstellung auf Fettstoffwechsel beizubringen, um dann später auf das Ritual einzelner Fastentage zurückzugehen. Denn wenn man an solchen Tagen hungert statt fastet, wird man sich (und seiner Mitwelt) eine wundervolle Methode ruinieren.

Hier wäre es wichtig und hilfreich, mit dem kleinen **Selbsttest** vom Anfang herauszufinden, welche Rolle Essen im Leben spielt. Je größer sie ist, desto stärker wird Verzicht auf die Lebensstimmung wirken.

Bernhard Ludwigs „10 in 2"

Der weitestgehende diesbezügliche Ansatz ist die Methode des bekannten österreichischen Seminar-Kabarettisten Bernhard Ludwig. Bei seinem Programm „10 in 2" wird nur jeden zweiten Tag gegessen, also auch nur jeden zweiten Tag gefastet. „10 in 2" meint: einen Tag lang beliebig essen, **einen Tag nichts und das alle zwei Tage im Wechsel.**

All das könnte in bester Stimmung geschehen. Denn wer sich die Entwicklung des Wachstumshormons dabei ansieht, das der Organismus nach ca. acht Stunden Fasten anfängt auszuschütten, kommt zu einer verblüffend positiven Bilanz. Nehmen wir an, jemand isst am Esstag um 18 Uhr zu Abend, dann hat er ab 19 Uhr ein freies (Fasten-)Intervall von 36 Stunden vor sich, falls er am übernächsten Tag um sieben Uhr morgens wieder frühstückt. Dann folgt ein Essintervall von maximal zwölf Stunden und anschließend schon wieder ein (ess)freies (Fasten-)Intervall von mindestens 36 Stunden. Bei einer subjektiven Aufteilung von 1:1 hat man ein tatsächliches Ergebnis von Fasten zu Essen von 3:1. Das wird sich auf die Stimmung im positiven Sinne auswirken, die von dem zeitlich überwiegenden Output von Wachstumshormon (HGH) und der entsprechend aufgeräumten inneren Atmosphäre geprägt wird. Wer dieses System entspannt statt stur durchführt und auch für ein paar

Ausnahmen beziehungsweise Verschiebungen offen ist, hat eine wundervolle Chance, sich und seinem Organismus Gutes zu tun. Natürlich sind die Ergebnisse bei diesen langen Fastenphasen entsprechend gut.

In Bernhard Ludwigs Anleitung ist die Verpflegung an den Esstagen ziemlich freigestellt. Aber natürlich erlebt, wer sich an den Esstagen für pflanzlich-vollwertig entscheidet, zusätzlich beeindruckendere Gewinne, wie sich noch zeigen wird. Im persönlichen Gespräch hat Bernhard Ludwig das auch gern zugestanden.

Ein Patient, der mit enormem Übergewicht gestartet ist, „10 in 2" mit Peace Food verbunden hat und ein moderates Bewegungsprogramm auf dem Fahrrad dazu pflegte, hat in zwei Jahren nicht nur beeindruckende 50 Kilogramm Gewicht abgebaut, sondern auch seinem ganzen Leben eine viel optimistischere Richtung gegeben. Das Überwiegen der aufgeräumten Stimmung ist unübersehbar und sein Buch Forever fit ein schöner Nebeneffekt.

Natürlich lassen sich einzelne Fastentage pro Woche auch auf zwei oder einen beschränken, und immer noch werden sich sehr positive Auswirkungen zeigen. Solche Programme sind natürlich für Menschen, die abnehmen wollen, besonders verlockend, aber durchaus nicht auf sie beschränkt. Die gesundheitlichen Vorteile sind bei Idealgewichtigen natürlich noch beeindruckender, da Entgiftung und Entschlacken bei weniger überladenen Systemen natürlich noch rascher und tiefer gehen.

Die 5:2-Diät

Selbst die mildeste Form der Kalorienbeschränkung, die von US-Neurowissenschaftlern ersonnene 5:2-Diät, bringt gesundheitlich noch viel, wie selbige Wissenschaftler belegen. Dabei **reduziert man seine normale Kalorienmenge lediglich an zwei Tagen pro Woche auf ein Viertel** (600 kcal für Männer, 500 kcal für Frauen), während man viel Wasser und Tee trinkt. An den fünf anderen Tagen der Woche isst man ganz normal – was in USA durchaus nicht gesund und gut bedeutet. Doch selbst dieses Programm hat noch belegbare gesundheitliche Vorteile im Bereich des Nervensystems. Wenig essen und viel Gutes wie Wasser und Tee trinken, wäre überhaupt ein ideales Programm, wie eingangs dargestellt. Selbst nur an zwei Tagen von sieben durchgeführt, bringt es noch messbar viel.

⑨ Vegan fasten

Wir sollten eigentlich alles Giftige, Gefährliche und Schädliche meiden und diesbezüglich dauerhaft fasten. Die moderne Ernährungslehre und auch der Trend in der Bevölkerung zielen dorthin. Nur leider zieht die europäische Schulmedizin noch nicht wirklich mit – wohl aufgrund von konsequentem Fortbildungsfasten und entsprechender Industriebeeinflussung.

Keine Milch mehr? Ein leichter Abschied

Schon **vegetarische Ernährung** – und dabei nicht mit konventionell angebauter Pflanzennahrung, sondern biologisch angebauter – bedeutet Fasten in Bezug auf Fleisch. Sie kann, muss aber noch kein großer gesundheitlicher Fortschritt sein. Wo sie nämlich das Fleisch durch Milch(produkte) ersetzt, sind die Nachteile eher noch größer, weil diese nicht nur die Gefährlichkeit allen Tierproteins in sich tragen, sondern zusätzliche Nachteile mit sich bringen wie noch stärkere Übersäuerung, die beispiellose Förderung von Osteoporose, vor allem aber die noch stärkere Krebsgefahr durch den in der Kuhmilch enthaltenen Wachstumsfaktor IGF-1 (Insuline-like-Growth-Factor). Also wäre es naheliegend und medizinisch wichtig, auch bezüglich **Milch(produkten)** zu fasten.

Eier schaden der Prostata

Allerdings stellen auch **Eier** ein ziemliches Problem dar. Ein Mann, der nur zwei Eier pro Woche isst, also vergleichsweise wenig, hat gegenüber einem der keine Eier isst, aber so nebenbei in 14 Tagen doch eines abbekommt, weil Ei in konventionelle Nahrung vielerorts eingeschmuggelt ist, ein um 80 Prozent erhöhtes Prostatakrebsrisiko. Ganz zu schweigen von jenen sich besonders männlich fühlenden Typen, die jeden Morgen eine Ei-Orgie in Gestalt von Ham and Eggs verputzen und sich nicht nur die Gesundheit, sondern deutlich vorher schon – über die aus dem Ruder laufende Prostata – das Sexualleben ruinieren.

Quecksilberüberladungen durch Fischverzehr

Das bringt uns schon zu veganem Fasten, da auch **Fisch** erstens Tierprotein ist und zweitens beim Gifteintrag noch stärker punktet als anderes Fleisch. Mit

Fisch essen wir im Gegensatz zu sonstigem Fleisch vom Ende der Nahrungs-kette, wo sich noch viel mehr Gift sammelt. Tiere, die wir ansonsten essen, sind praktisch immer Pflanzenfresser, außer Fische. Da nehmen wir sogar be-vorzugt Fleischfresser in Gestalt von Raubfischen zu uns. Obendrein kommt der heutige Freifang an Meeresfischen – dank japanischer Marine-Technologie – aus solchen Tiefen, wo hauptsächlich nur noch die Methusalems unter den Fischen leben, die besonders viel Quecksilber eingelagert haben. 80 Prozent der Freifang-Meeresfische sollen über 100 Jahre auf dem Buckel haben. Uralte Räuber zu essen, ist aber gifttechnisch das Dümmstmögliche.

Logisch: der Weg zu Peace Food

Damit sind wir endgültig bei veganem Fasten: Pflanzlich-vollwertige Ernäh-rung im Sinne von Peace Food stellt für viele schon eine tief gehende Gesund-heitsmaßnahme dar und bedeutet Fasten im Hinblick auf Fleisch, Fisch, Eier, Milch(produkte) und auf konventionell angebaute Pflanzenkost. Es ist eine wissenschaftlich gut belegbare (siehe das gleichnamige Buch) Gesundheits-kost, die mir persönlich längst besser schmeckt als alles, was ich in meiner Kindheit an Mischkost und später an Vegetarischem gegessen habe. Aus der veganen Welle ist auch längst ein stabiles Feld geworden mit dem Vorteil, dass Peace Food inzwischen fast überall leicht zu bekommen ist und es eine lange Reihe entsprechender Kochbücher mit den schmackhaftesten Gerich-ten dazu gibt.

TIPP

FRISCHE ZÄHLT
Bei so viel Licht ist natürlich immer das **Schatten-Prinzip** mitzubedenken. Mittlerweile sind die großen Nahrungsproduzenten und Handelsketten auf den immer noch an Fahrt gewinnenden veganen Zug auf-gesprungen und produzieren eine Fülle von – bevor-zugt einplastifizierten – Vegan-Produkten, die alles andere als vollwertig und hier keinesfalls empfohlen sind. Je erfolgreicher die vegane Bewegung, desto wachsamer gilt es bezüglich der industriellen Angebo-te an sogenannten Lebensmitteln zu werden.

Vegan fasten plus andere Fasteneinstiege

Hier liegen fast beliebige Möglichkeiten, Kalorien einzusparen und Gewicht abzubauen. Alle Methoden des Intervallfastens eignen sich bestens zum Gewichtsabbau. Wer diese Absicht hegt, für den wird Glutenfasten (siehe Seite 110) beinahe zwingend. Wer seine „Weizenwampe" loswerden will, muss Gluten und den Weizen ad acta legen. Der US-Kardiologe Dr. William Davis belegt das (s)ein ganzes Buch hindurch. Wenig essen ist ansonsten natürlich immer die einfachste Methode, aber sicher nicht die genussvollste, und tatsächlich kann **Abnehmen** mit veganem Fasten Freude machen und gut schmecken.

Bedürfnisgerechtes Fasten

- Ein **einzelner fester oder variierender Fastentag** pro Veganfastenwoche kann natürlich zur Gesundheit beitragen und Gewichtsprobleme erleichtern. Aber es kann, wie beschrieben nach dem Schatten-Prinzip, auch ins genaue Gegenteil umschlagen.

- Auch das beschriebene **freie (Fasten-)Intervall, wo nur zwischen 11 und 19 Uhr gegessen wird,** passt gut zum Veganfasten, dem normalen wie auch dem kalorienreduzierten, und wird die Gewichtsabnahme zusätzlich erleichtern und beschleunigen.

- Bereits erwähnte Hilfen wie die **Fastensuppe** oder die **Smoothies** sind natürlich ideal ins Veganfastenprogramm zu integrieren.

- Persönlich leben meine Frau und ich solch eine Kombination: Wir essen **vegan** und **glutenfrei,** mit einem großen **freien Intervall,** bei dem sich die Essenszeit auf sieben bis acht Stunden am Tag reduziert Smoothies integrieren wir bei jeder Gelegenheit. Persönlich mache ich noch bei meinen Frühjahrs- und Herbstfastenwochen selbst mit und begleite auch die meisten Fastenwanderwochen mit demselben Ernährungsprogramm wie die Teilnehmer. Dabei geht es mir seit Jahrzehnten sehr gut und ich leide – verglichen mit anderen 65-Jährigen – nicht unter Leistungseinbußen und sehe auch wenig Notwendigkeit, mich in die Rente zu verabschieden. Dazu macht mir meine Arbeit viel zu viel Freude.

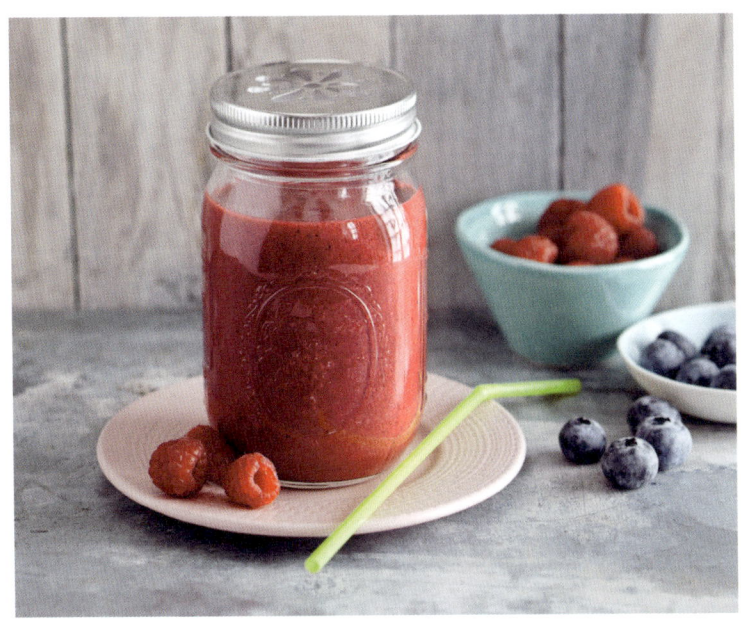

BEEREN-SMOOTHIE

Für 1 Portion / Zubereitungszeit: 5 Minuten

Zutaten:

10 g ungeschälte Mandeln
20 g glutenfreie Haferflocken
125 g Himbeeren & je 2 EL Heidelbeeren & Schwarze Johannisbeeren
1 TL natives Kokosöl
1 Msp. Bourbon-Vanille
etwas Apfeldicksaft nach Belieben

Zubereitung:

Mandeln hacken, mit den Haferflocken im Öl in einer Pfanne anrösten und abkühlen lassen. Beeren verlesen und waschen. Mandelmix, Beeren und Vanille in einen Mixer füllen und pürieren. Nach Belieben Wasser dazugeben und mit Apfeldicksaft abschmecken.

SALAT MIT GEGRILLTER AUBERGINE

Für 1 Portion / Zubereitungszeit: 40 Minuten

Zutaten:

1 kleine Aubergine
etwas Steinsalz
1 Handvoll Rucola
2 Stängel glatte Petersilie
1 Granatapfel
1 EL Tahin (Sesampaste)
Saft von ½ Bio-Zitrone
etwas Knoblauch nach Belieben
etwas natives Olivenöl
schwarzer Pfeffer aus der Mühle

Zubereitung:

Aubergine waschen, putzen, in schmale Scheiben schneiden, leicht salzen und ca. 30 Minuten ziehen lassen. Rucola und Petersilie waschen und trocken tupfen. Rucola verlesen, Petersilienblättchen fein hacken. Granatapfel aufschneiden und die Kerne entnehmen, den Saft dabei auffangen. Tahin mit Zitronensaft und nach Belieben geschältem Knoblauch pürieren, den Granatapfelsaft dazugeben, falls nötig, mit etwas Wasser verdünnen. Auberginenscheiben abspülen, trocken tupfen und mit etwas Olivenöl einpinseln. In einer Pfanne auf beiden Seiten anbraten und abkühlen lassen, dann grob zerteilen. Rucola und gehackte Petersilie mit den Auberginenstücken in eine Schüssel geben, pfeffern und mit dem Dressing vermischen. Mit den Granatapfelkernen bestreuen.

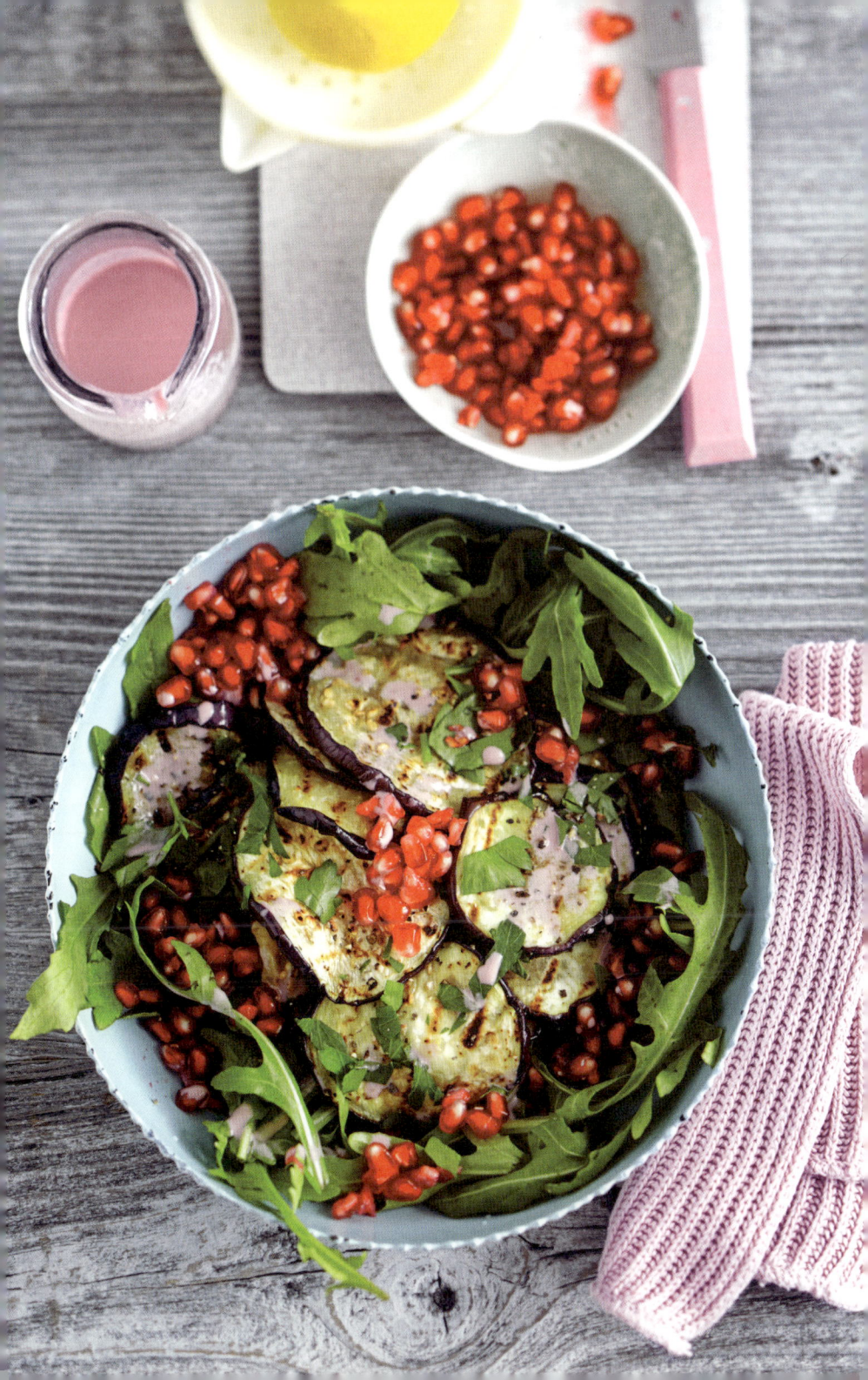

„RISOTTO" VOM KOHLRABI

Für 1 Portion / Zubereitungszeit: 20 Minuten

Zutaten:

250 g Kohlrabi
1 kleine Schalotte
1 Stängel glatte Petersilie
einige zarte Kohlrabiblätter
½ EL Olivenöl
100 ml Bio-Gemüsebrühe
½ TL Leinmehl
schwarzer Pfeffer aus der Mühle

Zubereitung:

Kohlrabi schälen, das Holzige weg-schneiden, und in dünne Stifte ho-beln. Die Stifte mit einem großen Messer ganz fein hacken. Schalotte schälen und fein hacken. Petersilie und Kohlrabiblätter waschen, trocken tupfen. Petersilienblättchen abzup-fen und wie die Kohlrabiblätter fein hacken. In einem Topf das Öl erhit-zen und die Schalottenstückchen darin glasig dünsten. Kohlrabi dazu-geben und ca. 5 Minuten unter Rüh-ren braten, ohne dass er braun wird. Mit der Gemüsebrühe ablöschen und bei schwacher Hitze zugedeckt ca. 8 Minuten köcheln lassen, bis er bissfest ist. Zum Binden das Lein-mehl unter den fertig gegarten Kohl-rabi rühren. Mit Pfeffer und gehack-ten Petersilien- und Kohlrabiblätter abschmecken.

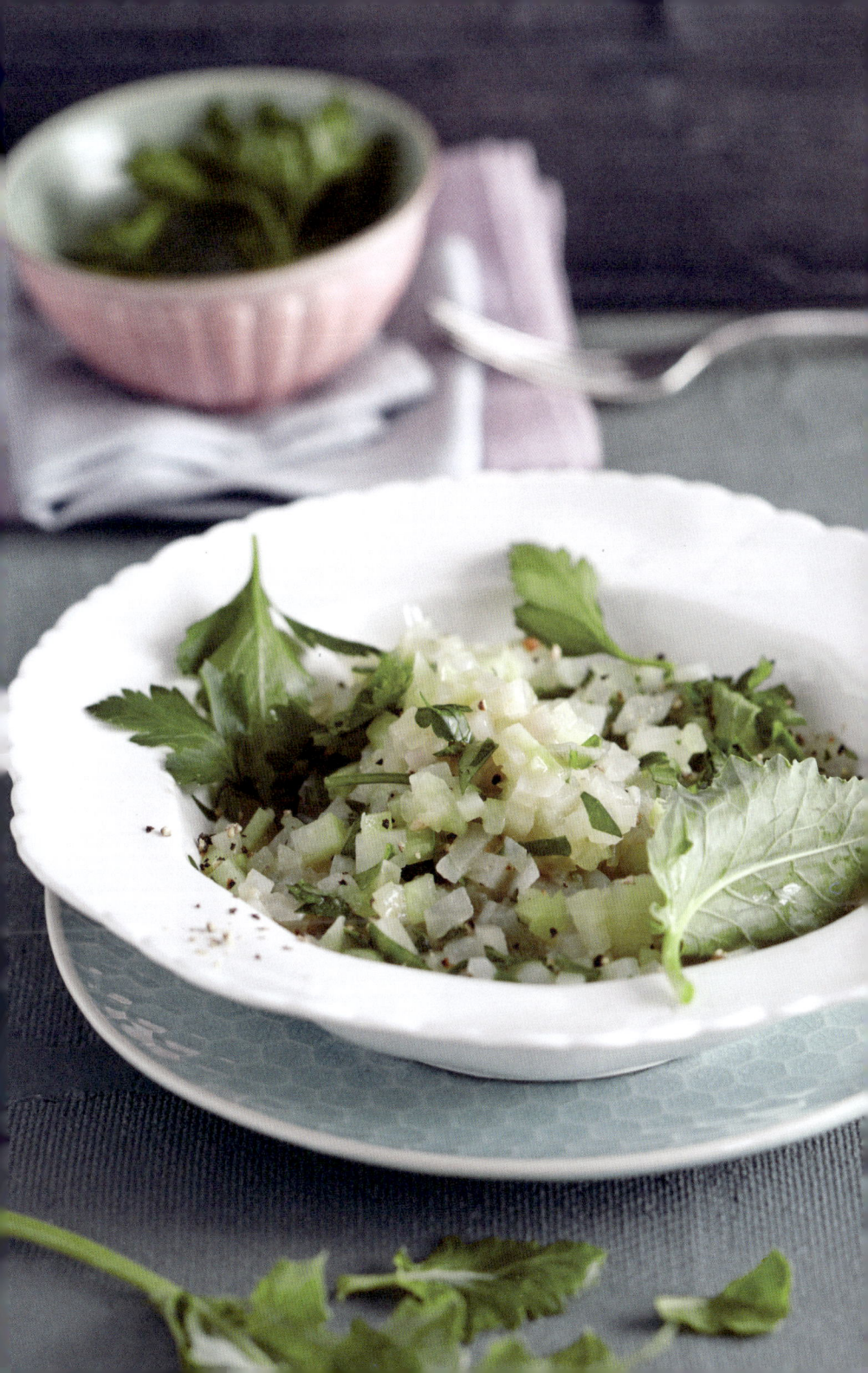

LAUWARMER BROKKOLISALAT MIT BLÜTEN

Für 1 Portion / Zubereitungszeit: 20 Minuten

Zutaten:

250 g Brokkoli
½ Bund frischer Kerbel
frische Blüten von Taubnessel,
Bärlauch oder Kapuzinerkresse
je nach Saison
1 Frühlingszwiebel
Saft von ½ Bio-Zitrone
etwas natives Olivenöl
wenig Steinsalz
Pfeffer aus der Mühle

Zubereitung:

Brokkoli waschen, putzen und in
Röschen teilen. In einen Dämpfein-
satz geben und ca. 7 Minuten bissfest garen. Kerbel waschen, trocken
tupfen und die Blättchen abzupfen.
Blüten verlesen. Frühlingszwiebel
waschen, putzen und nur das Grün
in feine Streifen schneiden. Zitronensaft mit Olivenöl, Salz und Pfeffer zu
einer Marinade verrühren. Die warmen Brokkoliröschen in der Marinade
und dem Frühlingszwiebelgrün wenden und auf einem Teller anrichten.
Mit dem Kerbel und den Blüten
bestreuen.

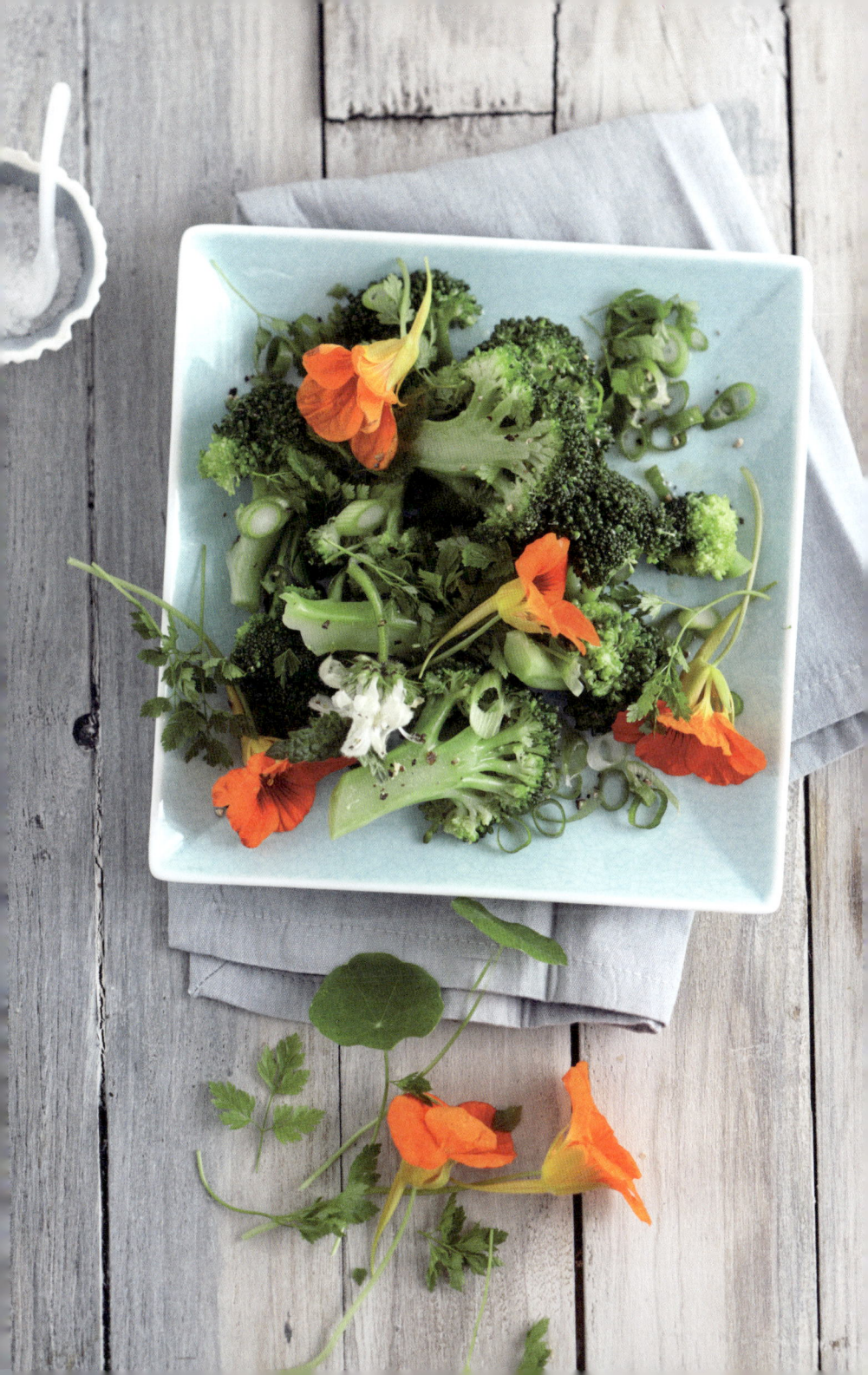

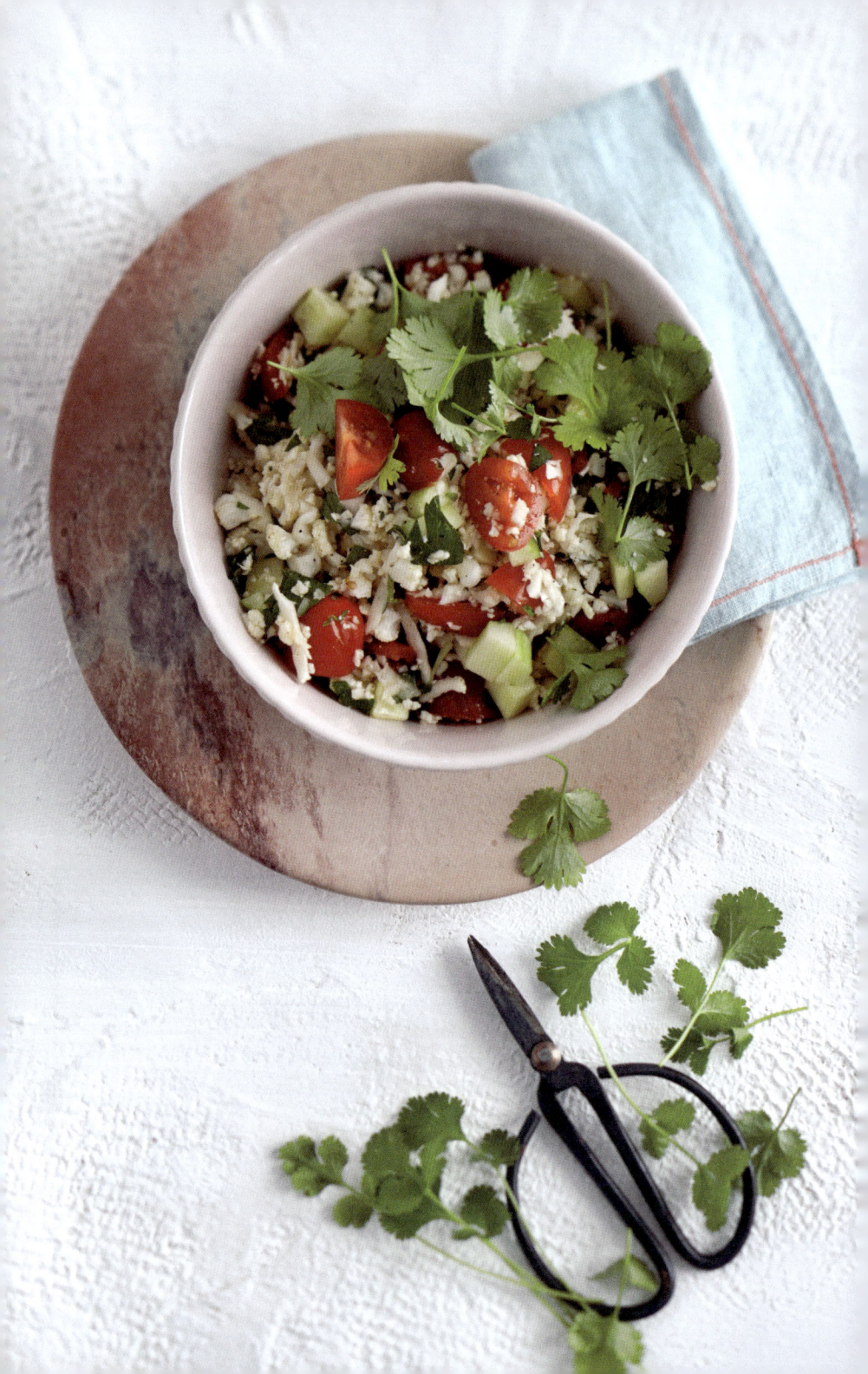

MEDITERRANER BLUMENKOHL-COUSCOUS

Für 1 Portion / Zubereitungszeit: 15 Minuten

Zutaten:

½ Blumenkohl
150 g Cocktailtomaten
1 Stück Salatgurke (ca. 5 cm)
1 kleine Frühlingszwiebel
je 1 Stängel Basilikum, glatte Petersilie, Minze und Koriander
1 EL natives Olivenöl
1 TL Bio-Limettensaft
weißer Pfeffer aus der Mühle

Zubereitung:

Blumenkohl putzen, waschen und in grobe Stücke zerteilen. Die Stücke in eine Küchenmaschine füllen und zu einer körnigen Konsistenz zerkleinern. Tomaten waschen und vierteln. Gurke schälen, putzen und in kleine Würfel schneiden. Frühlingszwiebel putzen, waschen und mit dem Grün in feine Röllchen schneiden. Kräuter waschen, trocken tupfen und die Blättchen fein hacken. Blumenkohl-Couscous mit dem Gemüse und den Kräutern mischen und mit Olivenöl, Limettensaft und Pfeffer abschmecken.

TABOULÉ

Für 1 Portion / Zubereitungszeit: 20 Minuten

Zutaten:

10 g Mandelblättchen
1 große reife Fleischtomate
(ca. 100 g)
1 Frühlingszwiebel
2 Stängel glatte Petersilie
2 Stängel Minze
½ Bio-Zitrone
etwas natives Olivenöl
Steinsalz
schwarzer Pfeffer aus der Mühle

Zubereitung:

Mandelblättchen in einer trockenen Pfanne goldgelb rösten, abkühlen lassen. Tomate mit heißem Wasser überbrühen, häuten, halbieren, Stielansatz entfernen und entkernen. Das Fruchtfleisch grob zerteilen. Die Frühlingszwiebel putzen, waschen, das Weiße fein, das Grün in dünne Ringe schneiden. Petersilie und Minze waschen, trocken tupfen und die Blättchen grob hacken. Frühlingszwiebel und Kräuter unter die Tomate mischen. Die Zitrone heiß waschen, trocken reiben. ½ TL Schale abreiben und ½ EL Saft pressen. Olivenöl mit etwas Salz, Zitronenschale und -saft verrühren und die Taboulé damit marinieren. Zuletzt die Mandelblättchen untermischen und mit Pfeffer abschmecken.

TIPP

Wer eine ausgiebigere Mahlzeit möchte, kann noch ½ kleine Avocado aus der Schale lösen, würfeln, mit etwas Zitronensaft beträufeln und unter die Taboulé heben.

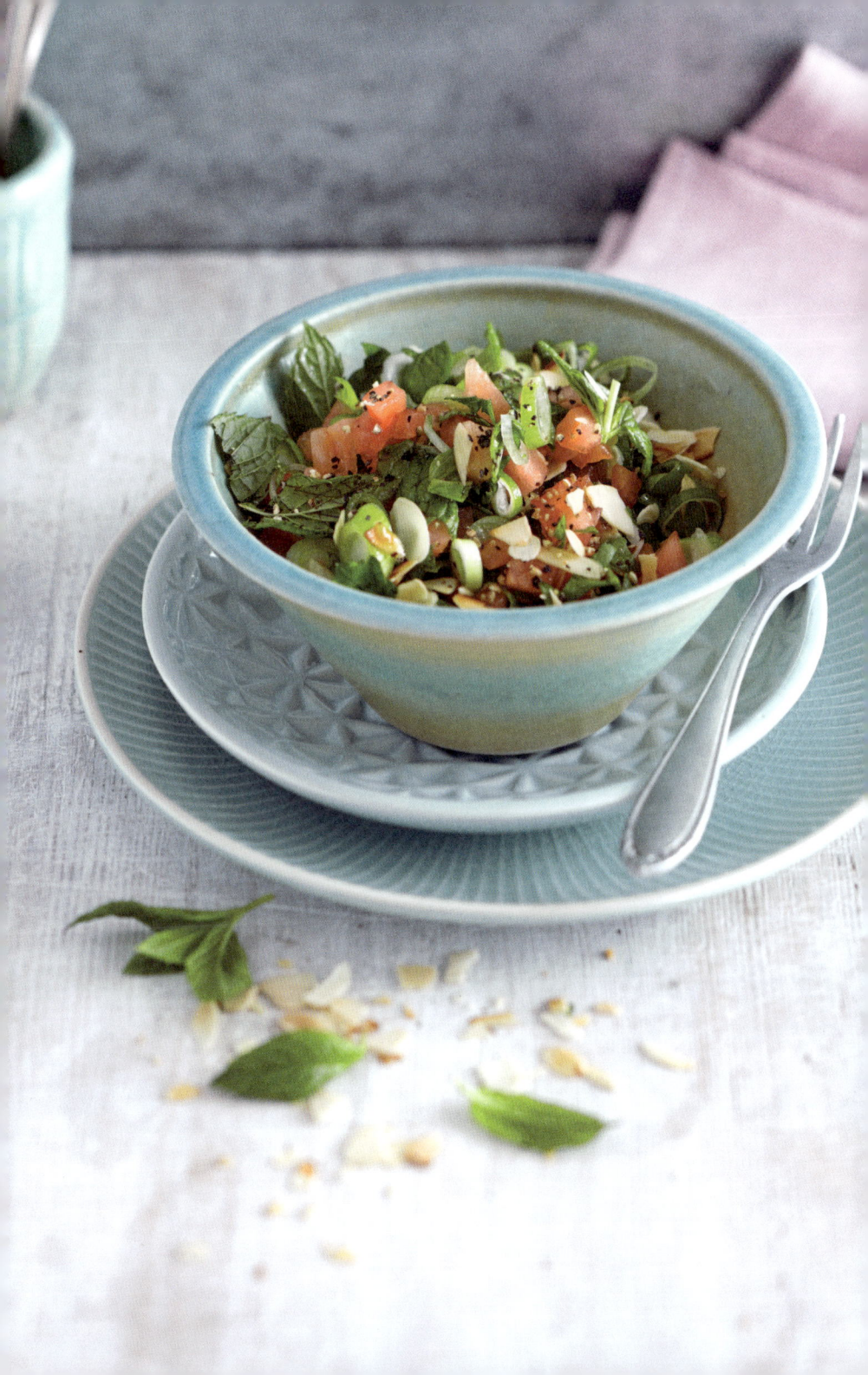

Glutenfasten

Zusammen mit vielen anderen bin ich vor einigen Jahren noch einen Schritt weiter in den Fastenmodus vorgedrungen und faste auch bezüglich des Weizenklebers Gluten. Die schlechte Nachricht ist: Der kommt auch in Roggen, Gerste und Dinkel vor. Die gute aber lautet: In **Kartoffeln, Reis, Mais, Hirse, Amarant, Quinoa** und **Buchweizen** ist der Kleber nicht enthalten, und es gibt auch Hafer ohne ihn. Es bleibt also mehr an Grundnahrungsmitteln als unter das Glutenfasten fällt. Der Kleber ist so schädlich und gefährlich für die Nervensysteme der meisten und damit auch fürs Gehirn wie Milch(produkte) für den ganzen Rest. Milchprodukte verschleimen, Gluten verklebt – beide tun das innerlich, und die entsprechenden Symptome werden oft gar nicht mit ihnen in Zusammenhang gebracht.

Meine Glutenerfahrungen

Persönlich habe auch ich lange nicht gemerkt, wie mich der Kleber behinderte, da mein Darm ihn leider vertragen hat. Insofern haben Zöliakiepatienten tatsächlich den Vorteil, sofern ihre Diagnose in Zukunft rascher gestellt wird, sich diesen gefährlichen Klebstoff schon früh zu ersparen, weil ihr Darm dagegen rebelliert. Ich merkte nur, dass es mir in Asien so viel besser ging, meine Meditationen stiller waren und tiefer gingen wie auch mein Abstraktionsniveau beim Denken und dass ich konzentrierter schreiben konnte. Leider stellte ich viel zu spät fest, woran das lag, dass ich nämlich in Asien – ohne es bis dahin zu bemerken – glutenfrei lebte. Längst war mir aufgefallen, wie viel besser ich während meiner verschiedenen Fastenseminarwochen meditieren, denken und schreiben konnte. Daraus hat sich auch mein freies Morgenfastenintervall ergeben. Praktisch alle meine Bücher sind zwischen 6 Uhr morgens und 12 Uhr mittags oder gleich beim Fasten oder in Asien, also immer in einem glutenfreien Umfeld, entstanden.

Säurefasten

Wer auf veganes Fasten einsteigt, erlebt dabei gleich noch ein **Säurefasten**, wenn auch häufig als Basenfasten bezeichnet. Das liegt daran, dass die bei Peace Food infrage kommenden pflanzlich-vollwertigen Lebensmittel weit-

gehend basisch wirken und Säure so meist vermieden wird. Denn auch die
meisten Süßigkeiten fallen weg, da sie aus raffiniertem Industriemüll sind.

Gute Säurebildner und gesunde Fette

Natürlich enthält auch pflanzlich-vollwertige Kost Aminosäuren im pflanzli-
chen Eiweiß. Tatsächlich steckt in Pflanzen wie **Hülsenfrüchten**, also Linsen,
Bohnen, Erbsen, Soja(bohnen) und Lupinen, sogar deutlich mehr Eiweiß als in
Fleisch und Fisch. Und wir brauchen als Erwachsene, das heißt auch Ausge-
wachsene, Protein nur in Maßen, nicht in Massen. Auch in Pflanzen sind natürlich Fettsäuren, und auch davon brauchen wir nur in Maßen. Wichtiger als
die Menge sind das richtige Fett und seine Qualität. Diese Aminosäuren und
Fettsäuren aus vollwertiger Pflanzenkost übersäuern unsere Körper aber nicht,
und wir bleiben damit ernährungsmäßig im sicheren basischen Bereich, besonders wenn wir obendrein noch Gluten und damit einige Getreide weglassen. Denn tatsächlich ist auch „bester" vollwertiger Getreidebrei auf Weizen
oder Roggenbasis säuernd, vor allem aber hat ein Getreide wie Weizen selbst
in vollwertiger Form einen höheren glykämischen Index (GI) als Industriezu-
cker und lässt den Blutzucker sehr schnell ansteigen.

Fasten mit Genusseffekten

Das wirklich wundervolle an pflanzlich-vollwertiger Kost ist aber gerade, dass
sie kein Verzichtgefühl mit sich bringt und in der Kombination mit Glutenfasten ziemlich sicher zum Idealgewicht führt – jedenfalls aus der Richtung vom
Übergewicht her. Durch das viele frische Grün ist sie auch sehr regenerierend.

 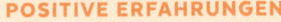

⑩ Ein Vorschlag für Projektionsfasten

Alle Vorschläge für die beschriebenen Fasteneinstiege in ein aufgeräumteres Leben sind Angebote, die man annehmen kann, aber natürlich nicht muss. Wer das nicht will, dessen Leben verändert sich durch das Angebot gar nicht, sondern es bleibt einfach, wie es war. Das gilt ganz besonders auch für das zugegebenermaßen weitgehende Angebot eines Dauerfastens bezüglich giftiger, gefährlicher und schädlicher Nahrungsmittel wie Gluten oder Milch.

Wenn Projektionen an einem besseren Leben hindern

Wer aber bezüglich eines von ihm abgelehnten Angebots ausrastet und anfängt, diejenigen zu beschimpfen, die es annehmen, bei dem stimmt etwas nicht. Wer aus der (einstudierten) Rolle fällt, ohne überhaupt etwas zu verändern, hat sicher ein schweres Bewusstseinsproblem. Er (oder sie) leidet an **Projektionssucht,** einem weit verbreiteten, aber nichtsdestoweniger sehr unangenehmen Syndrom für Betroffene selbst wie auch für ihre Mitwelt. Offenbar erkennt in ihnen etwas, wie sehr sie mit diesem Thema zu tun haben. Um sich aber nicht damit zu beschäftigen, gehen sie auf diejenigen los, die das tun, weil sie (schon) offener sind, und bekämpfen sie stellvertretend, statt sich selbst auf der Bewusstseinsebene damit auseinanderzusetzen.

Das ist ein Phänomen, das viele Veganer mit Mischköstlern erleben. Die Gründe für die Projektionen können mit eigenen (uneingestandenen) Gesundheitsproblemen zu tun haben, aber auch mit dem Wissen um die humanitäre Hungerkatastrophe, die durch das Essen von Tierprotein entsteht, mit dem Ahnen des ökologischen Desasters, das Fleischessen verursacht, oder aber auch aus dem verdrängten Wissen um das Elend der (Nutz-)Tiere, das aus Mischkost folgt. Wer Gründe (zum Projizieren) sucht, findet immer welche. Wer Auswege sucht, findet Ausreden. **Aber wer Wege sucht, findet auch diese.**

Wegweiser für ein glückvolles Leben

Allerdings sollten wir uns davor hüten, einfach alles Schädliche und Hinderliche wegzulassen, ohne am Übrigbleibendem etwas zu ändern. Das Ergebnis wäre eine Art Resteessen, und damit habe ich mir das erste vegane Jahr geschmacklich ruiniert. Das darf nicht passieren, auch nicht mit bester pflanzlich-vollwertiger Nahrung aus dem Bioladen oder Reformhaus. Meine Geschmacksknospen machten mir das rasch klar. Gesundes Essen muss unbedingt auch schmecken. So animierte ich meine Lieblingsköche, ihre besten veganen Rezepte in Peace Food – Das vegane Kochbuch einzubringen.

- Zuerst einmal muss man gut ins Ernährungsneuland hinüber finden. Übergänge und Neuanfänge haben es oft in sich, deshalb ist es manchmal nicht schlecht, sie sich zu Anfang auch mit Ersatz des Gewohnten zu erleichtern. Tatsächlich gibt es heute für alles Mögliche schon besseren Ersatz, sogar bis in Bereiche, die gar nichts mit vegan zu tun haben. So lässt sich Zucker etwa mit **Eryfly** gesund ersetzen. Vegan für Einsteiger beschreibt die ersten Schritte und viele solche Möglichkeiten des Ersatzes.

- Zum Erleichtern des Durchhaltens sollte vegane Kost aber auch Spaß machen jenseits von Gesundheits- und Vernunftgründen. Peace Food – Vegano Italiano zeigt, warum Spaghetti zwar unvernünftig, aber trotzdem unersetzlich sind, und warum Pizza eine so runde Sache und gute Idee ist.

- Schließlich und über die Jahre muss **pflanzlich-vollwertige Kost** alltagstauglich sein: Die Zutaten sollten überall erhältlich sein und die Zubereitung sollte unter einer halben Stunde liegen, was Peace Food – Vegan einfach schnell ermöglicht.

- Als Arzt interessierte es mich natürlich auch von Anfang an, mit Ernährung auf schon entstandene Gesundheitsprobleme einzuwirken, um sie zu bessern oder besser noch zu heilen. Der alte Hippokrates-Satz „Eure Medizin sei eure Nahrung, eure Nahrung eure Medizin" gilt nirgendwo so sehr wie bei pflanzlich-vollwertiger, glutenfreier Kost. Das führte mich zu Das Geheimnis der Lebensenergie in unserer Nahrung. Wenn wir unseren Organismus und insbesondere unser Gehirn nicht verschleimen, weil wir in Bezug auf Milch(produkte) fasten und indem wir im Hinblick auf Gluten fasten, sind wir gesundheitlich auf bestem Weg. Wie gut das schmecken kann, verraten die Gerichte im Das Lebensenergie-Kochbuch – vegan und glutenfrei.

Fasten als Lebenskunst

Gehobene Stimmung ist beim Einstieg ins Fasten eine gute Hilfe und auch natürlicherweise vorhanden. Beim Intervall- oder Kurzzeitfasten durch Auslassen von Frühstück oder Abendessen wirkt das zauberhafte **Wachstumshormon (HGH)** auf die gute Laune.

Warum Rohkost biologisch sinnvoll ist

Wer beim Fastenwandern morgens anfängt, Rohkost zu knabbern, dürfte unseren Sammler-Vorfahren in ihrem Habitus recht nahekommen. Sie sind höchstwahrscheinlich jeden Morgen hungrig erwacht, fanden kein Essen und kannten über lange Zeit noch nicht mal Feuer zur Getreidebreibereitung. So dürfte Hunger sie zeitig geweckt haben. Fiel ihnen Bewährtes in die Hände, dürfte es vormittags rasch zwischen den Zähnen gelandet und sehr gut gekaut worden sein, um das Maximum an Nährwert aus dem minimalen Angebot herauszuholen. Erst am Nachmittag war wohl an Vorratssammlung für schlechtere (Jahres-)Zeiten zu denken. In diesen frühen Jahrhunderttausenden der Evolution ist der menschliche Körper entstanden und hat die Stoffwechselsysteme ausgebildet, mit denen wir noch immer leben. Insofern hat es sich bewährt, ihm aus gesundheitlichen Gründen eine frühe Sammlerexistenz vorzuspielen wie in Form der Ernährung. Dann kann er stoffwechselmäßig in früheste Zeiten regredieren, wo seine Welt noch in Ordnung war. Wissenschaftlich ist unbestritten, dass unsere Systeme nicht mehr unverändert sind.

Bewegung als Bestandteil des (gesunden) Alltags

Unser Organismus konnte sich in den langen Zeiträumen der Evolution daran gewöhnen, morgens mit ausgesprochen gut gekauter, um nicht zu sagen ausgelutschter, **Rohkost** und einem von der Belastung her moderaten **Ausdauer-Bewegungsprogramm** zu starten. Da die Natur nicht ganz ungefährlich in den frühen Zeiten war, hat ihm die Evolution ein hormonelles Wohlgefühl mittels Serotonin gegönnt. Dieses entwickeln wir bis heute, falls wir in moderater Bewegung Rohkost nüchtern essen und bis zu Gemüsesaft kauen.

Die Wissenschaft durchschaut das heute bis auf die Ebene der Biochemie: Aus der Aminosäure L-Tryptophan macht der Organismus **Serotonin** und daraus **Melatonin,** das Schlafhormon. Das meiste Serotonin, nämlich 99 Prozent, ist stimmungsmäßig neutral und bleibt im Darm. Aber bei moderater Bewegung – wobei noch gut ein- und wieder ausgeatmet werden kann – gelangt ein kleiner Teil durch die Blut-Hirn-Schranke ins Oberstübchen. Das liegt daran, dass L-Tryptophan aus räumlichen Gründen als einzige Aminosäure nicht in die wegen der Bewegung nach Nahrung verlangenden Muskelzellen passt. So ist es in dieser Zeit konkurrenzlos an den Trägersystemen zum Gehirn. Beim Fastenwandern machen wir uns das zunutze und wandern und knabbern für gute Stimmung, denn wir starten natürlich nüchtern. Heute lässt sich das auch in raffinierter Weise imitieren, ohne körperliche Aktivität und viel Kauen.

Glück zum Essen

In der Rohkost TAKEme Glücksnahrung sind getrocknete L-Tryptophan-reiche Pflanzen fein vermahlen. Dieses wird nach Trinkgenuss umgehend in das Wohlfühlhormon Serotonin umgebaut. So kann es – allerdings nur bei Bedarf – seine verzaubernde Wirkung im Gehirn entfalten. Ein Esslöffel TAKEme Glücksnahrung (Webshop siehe Anhang ab Seite 124) morgens nüchtern und 20 Minuten vor jeder anderen Mahlzeit zu sich genommen, sorgt für diesen Effekt. Da wir bei unseren Fasteneinstiegen praktisch immer nüchtern genug sind, klappt es da jederzeit. Genug Wohlfühlhormon für den Tag möchte ich persönlich nicht mehr missen. Zum Glück gehöre ich zu den drei Vierteln der Menschen, wo das so funktioniert.

Eine weitere einfache Möglichkeit, uns mit weiteren Bausteinen für Hormone guter Gefühle zu versorgen, ist Dopamin, das Belohnungs- und Glückshormon. Aber auch GABA (Gamma-Amino-Butter-Säure) spielt eine Rolle für positive Stimmung. Die Grundstoffe beider und noch weiterer lassen sich in Gestalt von **Take me Plus** als getrocknete Rohkost einnehmen, ohne das Fasten zu stören. Die Mischung schmeckt allerdings nicht so gut wie Erstere, die es inzwischen – wie für mich kreiert – sogar in gesunder Bananen-Schoko-Mischung gibt. **Take me Plus** dagegen kann ich nur getarnt in dickem Saft oder außerhalb des Fastens in Apfelmus zu mir nehmen.

Der perfekte Einstieg: Buchinger-Heilfasten

Diese ursprünglichste und bekannteste Fastenform, die nach ihrem Altmeister Otto Buchinger benannt wurde, verzichtet auf alles feste Essen und beschränkt sich auf Wasser und Tees und eine Gemüsesuppe, die aber im Gegensatz zur Kohlsuppe nichts Festes enthält, sondern, alchemistisch gesprochen, nur die Seele des Gemüses. Alles Feststoffliche wird nach dem Auskochen weggeworfen.

Der Klassiker unter den Fastenmethoden

Die Voraussetzungen auch für diese weitestgehende Fastenform, die zu einer kompletten Umstellung des Organismus auf Eigenbedarfsdeckung führt, haben wir mit einer der Kurzzeitfastenmethoden in diesem Buch ganz einfach geschaffen:

Wer einen einzelnen **Nullfastentag** macht, lebt bereits das Prinzip und braucht nur dabei zu bleiben. Jeden zweiten Tag sollte es zu einer Stuhlentleerung kommen, im Allgemeinen durch einen **Einlauf** (siehe Seite 92). An den einlauffreien Tagen bietet sich der **Leberwickel** (siehe Seite 85) an.

In der etwas modernisierten, bei uns in TamanGa bevorzugten Form gibt es vormittags zusätzlich einen **Smoothie** (siehe Seite 40) und den ganzen Tag über **basisches Wasser,** dessen Basizität im Lauf der Woche gesteigert wird (siehe Seite 35). Oder jeder bekommt sein persönliches Lieblingswasser nach einem individuellen Geschmackstest.

> **DEN DARM ENTLASTEN**
>
> TIPP
>
> Allein durch den täglichen Smoothie entspannt sich bei vielen nicht nur die Stimmungslage, sondern auch das Darmreinigungsproblem, denn was von allein geschieht, müssen wir nicht erzwingen. Während der Fastentage müssen wenigstens zwei Liter getrunken werden, als Wasser, Tee und – natürlich in strikt salzfreier Form – **Gemüsebrühe** (siehe Rezept auf Seite 119).

Wichtig: Aufbautage nach dem Fasten

Nach dem Fasten – also auch nach Fastenpausen von ein paar Stunden, mit Wasser oder mit flüssiger Pflanzennahrung oder mit Frischkost, Ballaststoffen oder Suppe – steht jeder vor der gleichen Aufgabe: Mit dem ersten festen Bissen beginnt die Auseinandersetzung mit dem „normalen" Essen wieder von Neuem. Wer nach solchen Fastenzeiten erneut zu Mischkost zurückkehren will, wovon aus ärztlicher Sicht dringend abzuraten ist, muss sich an einen allmählichen Aufbau halten. Aber auch dafür haben wir bereits die Voraussetzungen geschaffen. Der **Aufbau** sollte wenigstens die halbe Fastenzeit dauern, also bei zehn Fastentagen minimal fünf Aufbautage. Dazu eignen sich bestens die veganen Rezepte ab Seite 99. Es ist dann nur darauf zu achten, die ersten zwei Tage mit Salz sehr zurückhaltend zu sein beziehungsweise es sogar wegzulassen. Natürlich ließe sich auch ein Apfel- oder Salattag (siehe Seite 45) als Einstieg in den Aufbau nutzen, so wie er auch ideal als Entlastungstag zum Einstieg ins Buchinger-Fasten dienen könnte.

Die Königsklasse nach dem Kurzzeitfasten

Damit ist auch das strenge Fasten heute vergleichsweise ein Heimspiel und für alle gut zu meistern, insbesondere für diejenigen, die sich ihm mit den in diesem Buch beschriebenen Kurzzeitfastenmethoden schon erprobend genähert haben. Solch eine strenge Fastenzeit zweimal pro Jahr ist eine vorzügliche allgemeine und spezielle Vorbeugung. Und natürlich sind auch hier beliebige Varianten möglich, im Frühling eine **Buchinger-Woche** im Herbst **Fastenwandern** oder umgekehrt.

Die Chance nutzen mit Peace Food

Solch eine konsequente Nullfastenwoche ist immer auch der beste Einstieg in den Umstieg zur neuen Kost von Peace Food, weil der Organismus dabei am kompromisslosesten mit alten Programmen bricht und sie beendet. Der Neuanfang vom Darm bis zur Seele ist damit am radikalsten, das heißt, er geht bis zu den Wurzeln. Zugleich lässt er sich aber gerade so sanft und erfolgreich gestalten, etwa wenn wir unserer Darmflora mit guter Fütterung von **Rechtsregulat** bei der Umstellung auf die Sprünge helfen und der Seele und dem Bewusstsein mit all dem Wissen um die humanitären, ökologischen und tierethischen Begleitumstände beistehen.

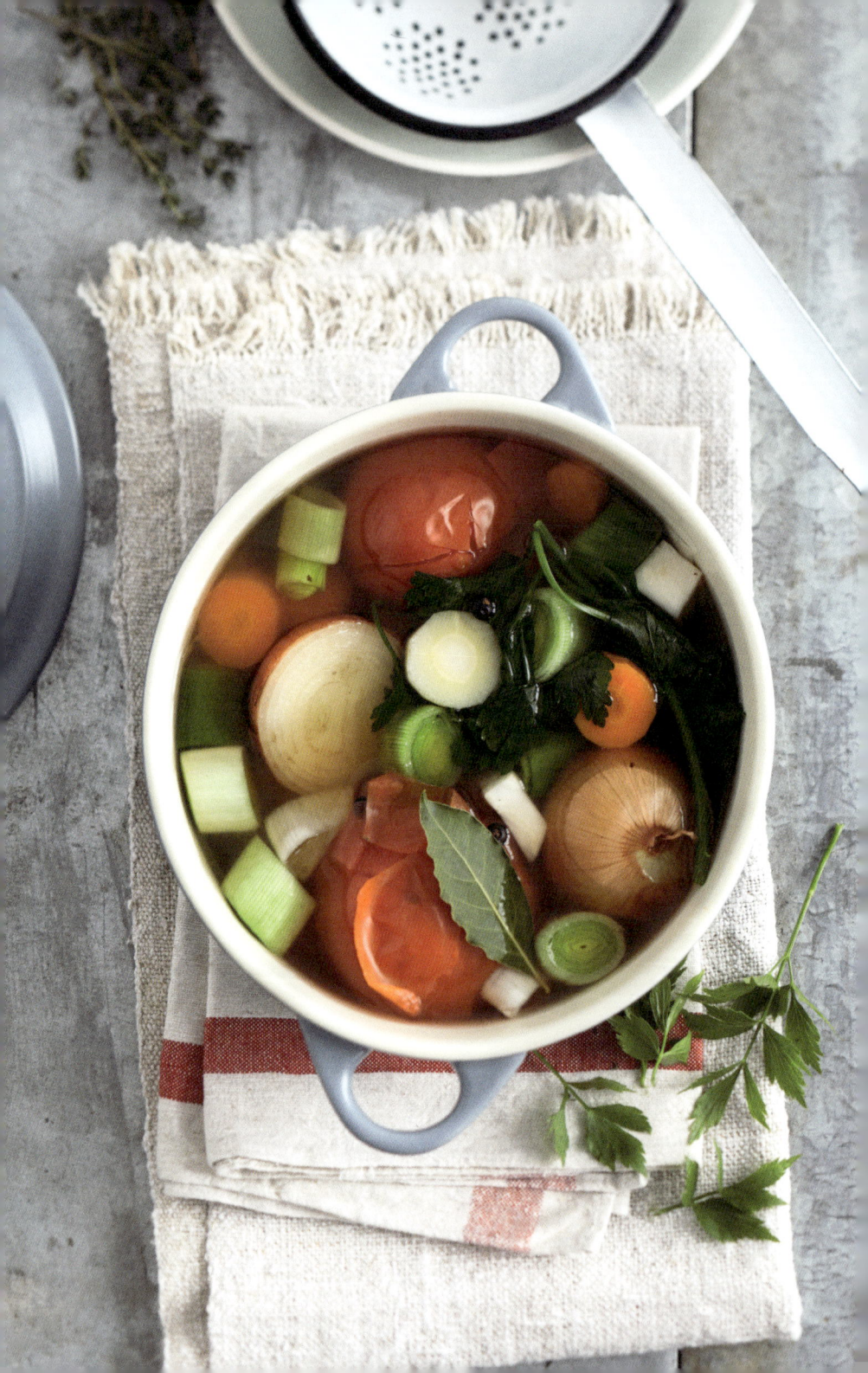

BASISREZEPT FÜR GEMÜSE-SEELEN-BRÜHE

Für 4 Portionen / Zubereitungszeit: 90 Minuten

Zutaten:

200 g Karotten
150 g Petersilienwurzel
150 g Pastinaken
150 g Knollensellerie
80 g Lauch
3 Tomaten
1 Zwiebel
5 weiße Pfefferkörner
2 Wacholderbeeren
2 Lorbeerblätter
3 Stängel glatte Petersilie

TIPP

Zu jeder Mahlzeit mit einem anderen Kraut (Thymian, Liebstöckel) aufwärmen, das ergibt jedes Mal ein neues Geschmackserlebnis.

Zubereitung:

Gemüse waschen oder schälen, putzen und in ca. 2 cm große Stücke schneiden. Tomaten leicht einschneiden. Zwiebel mit der Schale waschen, halbieren und in einer trockenen Pfanne bei mittlerer Hitze auf der Schnittstelle bräunen. Sämtliche Zutaten in einen Topf mit 3 Liter kaltem Wasser geben, aufkochen lassen und bei niedriger Temperatur köchelnd auf ca. 1 Liter reduzieren. Danach abseihen und portionsweise weiterverwenden.

Was jetzt noch guttut

Eine ganze Reihe Übungen können alle hier erwähnten Fasteneinstiege bereichern:

Atemübungen

Am tiefsten geht hier der **verbundene Atem,** der aus meinen Seminaren nicht mehr wegzudenken ist. Er kann in Synergie mit Fasten die Seele erleben lassen, wie sie einerseits im Körper nur zu Gast ist, andererseits aber Bewusstseinserweiterungen ermöglicht wie keine andere mir bekannte Methode. Natürlich sind alle Atemübungen, die sich in eigener Regie durchführen lassen, beim Fasten wertvoll.

Meditation

Meditation zielt wie wirkliche Medizin auf die Mitte und ist insofern ein wundervolles **Heilmittel** für Körper, Seele und Geist. Jede Form der Meditation passt demnach zum Fasten: Sie kann beim Fasten sowohl tiefer gehen als auch den Fastenprozess ihrerseits vertiefen.

Verdauungshilfen

Neben dem **Rechtsregulat** als die mir wichtigste ist eine andere zentrale Verdauungshilfe bei vielen Fasteneinstiegen, aber besonders ab dem Aufbau, das gute Kauen. Beim Fasten lässt sich ideal lernen, alles flüssig zu kauen. Wer anschließend auf pflanzlich-vollwertig umsteigt, kann dieses Ritual mit größtem Gewinn beibehalten.

Gut schlafen

Mittlerweile ist wissenschaftlich belegt, wie wichtig ausreichend guter Schlaf für unser Nervensystem ist, zum Beispiel gehört er zu den vorbeugenden Maßnahmen bezüglich Alzheimer. Wann immer wir beim Fasten tief schlafen können, sollten wir diesem Bedürfnis nachgeben, unbedingt einen **Mittagsschlaf** halten – am besten eine längere Siesta. Bessere Regenerationschancen gibt es nicht.

Das Beste aber ist, dass Fasten unseren Schlaf auch seinerseits verbessert und vertieft, meist aber die Schlafdauer verkürzt. Hier gilt: Weniger ist mehr – weniger und dafür besserer Schlaf. Manchmal wird allerdings das Gegenteil beklagt, dass der Schlaf unruhiger werde mit Aufwachphasen und dergleichen. Ein gesunder Schlaf ist tief und führt zu ebenso tiefen und wichtigen Träumen. Ein guter Schläfer hat deren vier bis fünf morgens lebhaft vor seinem inneren Auge. Beim Fasten erinnern wir vielleicht die Träume noch nicht, wachen aber schon mal bei den zugehörigen Emotionen wie Herzklopfen oder Schweißausbruch auf. Das sind in diesem Sinn gute Zeichen, die innere Reinigungsprozesse anschieben und vertiefen. Tief greifende Erholungsprozesse sind so möglich.

Naturerlebnisse

Sie sind eine wundervolle Unterstützung bei jeder Form von Fasten, und wir sollten so viel Zeit wie möglich an der frischen Luft und am besten im Wald verbringen. Inzwischen ist es sogar wissenschaftlich vielfach belegt, wie gesund der Wald für uns ist. In seinem wundervollen Buch *Der Biophilia Effekt* beschreibt der österreichische Biologe Clemens G. Arvay verblüffende Forschungsergebnisse und die Auswirkungen auf uns.

Fastentagebuch

Ein Tagebuch kann helfen, so vieles für sich zu klären und auch zu vertiefen, weil es erst beim schriftlichen abendlichen Bilanzziehen so richtig verstanden wird. Ich habe sogar extra einmal ein zu einer Fastenwoche passendes eigenes Fastentagebuch entworfen, dass bei den meisten unserer Kurse jeder Teilnehmer als kleines Geschenk erhält. Wer es sich selbst schenken will, kann das natürlich auch mit – wahrscheinlich – noch mehr Gewinn tun.

Ein Fastentagebuch bietet zudem die ideale Möglichkeit, am Ende der Kur Bilanz zu ziehen und sich zu fragen: „Was habe ich erreicht?" Das liefert die ideale Grundlage für die andere, am besten jetzt schon zu stellende Frage: „Wie, wann und wo mache ich weiter?"

Fragen & Antworten

Wie fange ich am besten an?

Kurzentschlossen und experimentierfreudig, ohne große Erwartungen an weit gespannte Ziele, stattdessen Schritt für Schritt und mit dem Fasteneinstieg, der mich am meisten anspricht.

Was bereite ich vor?

Das hängt natürlich vom gewählten Einstieg ab. Für den Karottentag brauche ich natürlich mehr Karotten und fürs Buchinger-Fasten einen Irrigator. Wichtig wäre, sich das zum jeweiligen Einstieg notwendige Material vorher zu besorgen, damit dann wirklich Zeit für einen selbst bleibt, um sich auf Körper und Seele konzentrieren zu können. Alles Notwendige gibt es im Online-Shop: www.heilkundeinstitut.at

Was tun bei Hungerattacken?

Bei den meisten unserer Fasteneinstiege werden sie nicht auftreten, weil es Smoothies und Rohkost, Gemüsesuppe und Pflanzlich-Vollwertiges gibt. Beim Buchinger-Fasten hilft zuerst einmal Wasser zu trinken und so den Magen zu füllen. Das hält nicht lange vor, kann aber beliebig wiederholt werden.

Wenn sich, was wirklich extrem selten ist, Hungerschmerz im Sinne einer sich in der Magengrube zusammenkrampfenden Faust bemerkbar macht (Nüchternschmerz), kann das homöopathische Mittel Anacardium orientale D 12 als Tropfen oder Globuli genommen werden. Hält der Hunger nach dem dritten Fastentag noch an, handelt es sich meist um seelischen Hunger im Sinne von Lebens- oder Liebeshunger.

Wie halte ich durch?

Das ist im Wesentlichen eine Frage der Motivation im Verhältnis zu den Ausreden. Hat jemand eine hohe Motivation und seine Ausreden sind auf noch höherem Niveau, wird schon gar nichts losgehen und ist so jedenfalls nicht durchzuhalten. Da wird der Versuch höchstens als Alibi missbraucht nach dem Motto: „Ich hab's ja probiert." Genauso wichtig wie die Motivation ist es also, sich mit den eigenen Ausreden zu konfrontieren und sich Fragen zu stellen wie: „Will ich überhaupt wirklich oder suche ich nur nach Ausflüchten?" Manchmal hilft es, in einer Durchhängphase, einfach gut und nachsichtig mit sich zu sein, sich etwa eine Massage zu gönnen, schöne Musik, einen besonders guten Smoothie und dergleichen Selbst- oder Fremdverwöhnung.

TIPP

HILFEN BEI KREISLAUFPROBLEMEN

Ohrmassage

Treten die Probleme morgens beim Aufstehen auf, empfiehlt es sich, liegen zu bleiben und mit beiden Daumen und Zeigefingern die Ohren, beginnend bei den Ohrläppchen, zu massieren. Im Ohr ist nochmals der ganze Mensch in Form von Reflexzonen abgebildet. Sind beide Ohren richtig warm massiert, ist das Problem meist schon gelöst.

Isometrische Übungen

Sie erfordern keinerlei Bewegung, bringen aber doch den Kreislauf gut in Gang. Man spannt dabei beliebige Muskelpartien an, ohne sich zu bewegen, also zum Beispiel die Pobacken, Bein- und Armmuskeln, selbst die Gesichtsmuskulatur. Das kann beliebig lange gemacht werden, eben bis der Kreislauf spürbar zurückkommt.

Wechselduschen

Alle Kneipp-Therapien, aber besonders Wechselduschen mit einer kühlen Runde am Ende, haben sich hier sehr bewährt. Sobald man in der Lage ist, die Unterschenkel aus dem Bett zu klappen, lässt sich – und sei es im Kriechgang – die Dusche erreichen, um vorsichtig von der Peripherie aus den Körper abzuspritzen. Also etwa von den Zehen zum Fuß und das Bein hinauf bis zum Bauchnabel und von den Fingerspitzen zum Herzen. Und immer kalt beginnen und enden.

Anhang

Veröffentlichungen von Ruediger Dahlke

Neuerscheinungen:
Omega – innerer Reichtum (mit Veit Lindau), Goldmann, 2017 · **Vegan – ist das ansteckend?**, Königsfurter Urania, 2017 · **Fasten-Wandern** (mit Simone Vetters), Knaur, 2017 · **Das Lebensenergie-Kochbuch – Vegan und glutenfrei,** Arkana, 2016 · **Das Tier als Spiegel der menschlichen Seele** (mit Irmgard Baumgartner), Goldmann, 2016 · **Bewusst fasten,** Königsfurt-Urania, 2016 · **Veganize your life!** (mit Renato Pichler), Riemann, 2015 · **Die 4 Seiten der Medaille** (mit Christoph Hornik), Arkana, 2015 · **Peace Food – Vegan einfach schnell,** GU, 2015 · **Das Geheimnis der Lebensenergie,** Arkana, 2015

Filme:
Unser Körper – Tempel der Seele, Fastenfilm, 2016 · **Ruediger Dahlke – ein Leben für die Gesundheit,** 2015 (über www.heilkundeinstitut.at)

Grundlagenwerke:
Die Schicksalsgesetze, Arkana, 2009 · **Das Schatten-Prinzip,** Arkana, 2010 · **Die Lebensprinzipien** (mit Margit Dahlke), Arkana, 2011 · **Die Kraft der vier Elemente** (mit Bruno Blum), Crotona, 2011 · **Das senkrechte Weltbild** (mit Nicolaus Klein), Ullstein, 1998

Krankheitsdeutung und Heilung:
Krankheit als Symbol, C. Bertelsmann, 1996 (2014 überarbeitet, erweitert) · **Angstfrei leben,** Arkana, 2014 · **Wenn wir gegen uns selbst kämpfen,** Goldmann, 2015 · **Die Schattenreise ins Licht,** Goldmann 2014 · **Seeleninfarkt – Zwischen Burn-out und Bore-out,** Goldmann, 2014 · **Burnout? Schnelltest & Erste Hilfe,** Integral, 2012 · **Krankheit als Sprache der Seele,** Goldmann, 1997 · **Krankheit als Weg** (mit Thorwald Dethlefsen), Goldmann, 2000 · **Frauen-Heil-Kunde** (mit Margit Dahlke und Volker Zahn), Goldmann, 2003 · **Aggression als Chance,** Goldmann, 2006 · **Krankheit als Sprache der Kinderseele** (mit Vera Kaesemann), Goldmann, 2010 · **Herz(ens)probleme,** Goldmann, 2011 · **Das Raucherbuch,** Goldmann, 2011 · **Verdauungsprobleme** (mit Robert Hößl), Knaur, 2001

Weitere Deutungsbücher:
Das Buch der Widerstände, Arkana, 2013 · **Die Spuren der Seele** (mit Rita Fasel), GU, 2016 (überarbeitete Neuauflage) · **Der Körper als Spiegel der Seele,** Mosaik, 2007 · **Die Psychologie des Geldes,** Goldmann, 2011 · **Krankheit als Chance,** GU, 2014

Krisenbewältigung:
Die Liste vor der Kiste, Terzium, 2014 · **Lebenskrisen als Entwicklungschan-**

cen, Mosaik, 2002 · **Von der großen Verwandlung,** Goldmann, 2013

Gesundheit und Ernährung:
Peace Food, GU, 2011 · **Peace Food – Das vegane Kochbuch,** GU, 2013 · **Peace Food – Vegano Italiano,** GU, 2014 · **Vegan für Einsteiger,** GU, 2014 · **Vegan schlank,** GU, 2015 · **Richtig essen,** 2006 · **Das große Buch vom Fasten,** 2009 · **Fasten – Das 7-Tage-Programm,** 2011 · **Das kleine Buch vom Fasten,** 2011 · **Mein Programm für mehr Gesundheit,** 2009 · **Ganzheitliche Wege zu ansteckender Gesundheit,** 2011 (alle bei www.heilkundeinstitut.at) · **Endlich wieder richtig schlafen** (Buch und CD), Arkana, 2014 · **Die Notfallapotheke für die Seele,** Goldmann, 2014 · **Von Mittagsschlaf bis Powernapping,** Nymphenburger, 2011 · **Sinnlich fasten** (mit Dorothea Neumayr), Nymphenburger, 2010 · **Die wunderbare Heilkraft des Atmens** (mit Andreas Neumann), Heyne, 2009 · **Störfelder und Kraftplätze,** Crotona, 2016 (alle über www.heilkundeinstitut.at)

Meditation und Mandalas:
Mandalas der Welt, Goldmann, 2012 · **Schwebend die Leichtigkeit des Seins erleben,** Schirner, 2012 · **Arbeitsbuch zur Mandala-Therapie,** Schirner, 2010 · **Mandala-Malblock,** Neptun, 1984

Worte der Weisheit:
Weisheitsworte der Seele, Crotona, 2012 · **Habakuck und Hibbelig** (Roman), Allegria, 2004

Geführte Meditationen von Ruediger Dahlke:
CDs: www.heilkundeinstitut.at
Downloads: Arkana Audio
Grundlagen: Das Bewusstseinsfeld · **Das Gesetz der Anziehung** · **Das Gesetz der Polarität** · **Die Lebensprinzipien** (12 CDs) · **Elemente-Rituale** · **Schattenarbeit**
Krankheitsbilder: Allergien · **Angstfrei leben** · **Ärger und Wut** · **Depression** · **Frauenprobleme** · **Hautprobleme** · **Herzensprobleme** · **Kopfschmerzen** · **Krebs** · **Leberprobleme** · **Mein Idealgewicht** · **Niedriger Blutdruck** · **Rauchen** · **Rückenprobleme** · **Schlafprobleme** · **Sucht und Suche** · **Tinnitus und Gehörschäden** · **Verdauungsprobleme** · **Vom Stress zur Lebensfreude**
Allgemeine Themen: Bewusst fasten · **Den Tag beginnen** · **Der innere Arzt** · **Energie-Arbeit** · **Entgiften – Entschlacken – Loslassen** · **Ganz entspannt** · **Heilungsrituale** · **Lebenskrisen als Entwicklungschancen** · **Mandalas** · **Naturmeditation** · **Partnerbeziehungen** · **Schwangerschaft und Geburt** · **Selbstheilung** · **Selbstliebe** · **Tiefenentspannung** · **Traumreisen** · **Visionen**
Kindermeditationen: Ich bin mein Lieblingstier · **Märchenland**

Weitere geführte Meditationen und Übungen auf CD:
Die Heilkraft des Verzeihens · Die Leichtigkeit des Schwebens · Die Notfallapotheke für die Seele (Übungen) · Die Psychologie des Geldes (Übungen) · Eine Reise nach Innen · Erquickendes Abschalten – mittags und abends · Schutzengel-Meditationen · 7 Morgenmeditationen Hörbücher: Der Körper als Spiegel der Seele · Die Spuren der Seele · Krankheit als Weg · Von der großen Verwandlung (alle über www.heilkundeinstitut.at)

Vorträge auf CD (über www.heilkundeinstitut.at): die Buchthemen und mehr

Videobücher: Geistige Gesetze · Integrale Medizin · Krankheitsbilder · Vegan essen

Filme über Ruediger Dahlke: Die Schicksalsgesetze – Die Suche nach dem Masterplan, Arenico, 2014 · Unser Biogarten (über www. heilkundeinstitut.at)

Filme mit Ruediger Dahlke: Am Anfang war das Licht · Awake · Der Heiler · Herrmann Hesse – Sein erstes Paradies

NEU: Apps
SymSym – Krankheit als Symbol, über iTunes und Google Play · SymSym – Disease as a Symbol, auf Englisch über iTunes

Adressen:

Informationen zu Seminaren, Ausbildungen, Trainings, Vorträgen:
Heilkundeinstitut,
Oberberg 92, A-8151 Hitzendorf,
Tel.: +43 316 7198885,
Fax: +43 316 7198886,
Internet: www.dahlke.at,
E-Mail: info@dahlke.at

Adresse für Psychotherapien:
Heilkundezentrum,
Schornbach 22,
D-84381 Johanniskirchen,
Tel.: +49 8564 819,
Fax: +49 8564 1429

Seminar- und Gesundheits-Zentrum TamanGa:
Fastenwochen und Fastenwanderwochen mit Ruediger Dahlke – DaSeinsZeit (veganes Leben in der Gruppe), Labitschberg 4, A-8462 Gamlitz, www.taman-ga.at

Informationen zu Ruediger Dahlke:
www.dahlke.at
Seminarzentrum: www.taman-ga.at
Webshop: www.heilkundeinstitut.at
Online-Community LebensWandel-Schule: www.lebenswandelschule.com

Informationen zu Dorothea Neumayr:
Dorothea Neumayr,
Sackengutstraße 9, A-5020 Salzburg
Tel.: +43 664 38 39 377,
Internet: www.dorothea-neumayr.com,
E-Mail: dorothea@neumayr.com

Register

Die Rezepte

Impressum

© 2017 ZS Verlag GmbH
Kaiserstraße 14b
D-80801 München

ISBN 978-3-89883-631-9
1. Auflage 2017

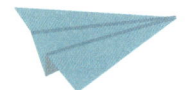

Projektleitung: Eva Dotterweich
Texte: Ruediger Dahlke
Rezepte: Dorothea Neumayr
Lektorat: Anna Cavelius
Grafische Gestaltung: Eden &
Höflich, www.edenhoeflich.de
Satz: Christopher Hammond
Foodfotografie: Anke Schütz,
www.ankeschuetz.de
Foodstyling: Diane Dittmer
Assistenz: Tania Schultz
Illustrationen: Shutterstock
Herstellung: Frank Jansen
Producing: Jan Russok
Druck & Bindung: Lanarepro, I-Lana

Die ZS Verlag GmbH ist ein Unter-
nehmen der Edel AG, Hamburg.
www.zsverlag.de |
www.facebook.com/zsverlag

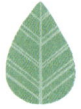

Wichtiger Hinweis

Die Ratschläge in diesem Buch wurden mit größter Sorgfalt von Autor
und Verlag erarbeitet und geprüft.
Eine Garantie kann jedoch nicht
übernommen werden. Ebenso ist
eine Haftung des Autors bzw. des
Verlags und seiner Beauftragen für
Personen-, Sach- oder Vermögens-
schäden ausgeschlossen. Erkrankungen mit ernstem Hintergrund
gehören in ärztliche Behandlung!
Bei bereits bestehenden Beschwer-
den kann das Buch daher keinen
fachärztlichen Rat ersetzen.